Technikberatung für ältere Menschen und Angehörige

Praxis-Tipps für ein Serviceangebot in der Kommune

Von Birgit Apfelbaum, Nina Efker und Thomas Schatz

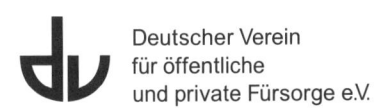

Deutscher Verein
für öffentliche
und private Fürsorge e.V.

Hand- und Arbeitsbücher (H 22)

Verlag des Deutschen Vereins
für öffentliche und private Fürsorge e.V.
Michaelkirchstraße 17/18, 10179 Berlin
www.deutscher-verein.de

Auslieferung über den Lambertus-Verlag:
www.lambertus.de

Druck:
Joh. Heider Verlag GmbH, 51465 Bergisch Gladbach

Printed in Germany 2016
ISBN 978-3-7841-2923-5
ISBN E-Book 978-3-7841-2924-2

Veröffentlicht mit Förderung durch das Bundesministerium
für Familie, Senioren, Frauen und Jugend (BMFSFJ)

Inhalt

1. Einleitung	5
2. Argumente für eine kommunale Senioren-Technikberatung	12
3. Aufgaben und Zielgruppen	21
3.1 Aufgaben der Senioren-Technikberatung	21
3.2 Zielgruppen der Technikberatung	24
3.3 Ethische Herausforderungen für die Technikberatung	29
4. Eine Senioren-Technikberatung aufbauen	34
4.1 Die Beratungsstelle als Teil eines Netzwerkes	34
4.2 Die unmittelbare Vorbereitungsphase	37
4.3 Inhalte stehen im Vordergrund	38
4.4 Der Mehrwert für Klient/innen	39
4.5 Wer soll beraten?	41
4.6 Welche Technik ist die richtige?	43
4.7 Formate der Beratung	47
5. Der Beratungsprozess	50
5.1 Beraten statt „beschwatzen"	50
5.2 Der/die aufmerksame Expert/in	53
5.3 Individuelle Lösungsvorschläge	56
5.4 Die Rolle von Angehörigen	58
5.5 Grenzen der Senioren-Technikberatung	60
6. Die Zielgruppe „Senior/innen" erreichen	63
6.1 „Alte Menschen" verstehen	65
6.2 Alter und Technik	82
7. Zusammenfassung	91
7.1 Motivierende Faktoren	91
7.2 Zugangsbarrieren	92
8. Zugangsbarrieren überwinden: 20 Handlungsempfehlungen	93
8.1 Altersneutrale Ansprache	94
8.2 Hohes Anpassungsvermögen an widrige Lebensumstände	97
8.3 Wirksamkeit der technischen Primärsozialisation	98
8.4 Kosten-Nutzen-Abwägungen von Innovationen im Lebensumfeld	99
8.5 Umgang mit langfristigen Perspektiven	101
Anhang: Beispiel-Demonstratoren für eine Beratungsstelle	103
Die Autor/innen	128

1. Einleitung

Obwohl sich in dieser Broschüre fast alles um den älteren Menschen dreht, behandelt sie ein ganz junges Thema: Es geht um die Information und die Beratung von Senior/innen zu Technik.

Wir haben dabei aber nicht die Verkaufsgespräche zwischen den Regalen eines Elektromarktes oder die Kundenbetreuung eines Autohauses im Blick – obwohl auch der damit betraute Personenkreis aus diesem Büchlein sicher manches lernen kann. Es geht vielmehr um die Frage, wie man „Aufklärungsangebote" gestalten sollte, die in älteren Menschen die Lust wecken, sich vorausschauend mit der Frage zu beschäftigen, wie die Technisierung des persönlichen Umfeldes helfen kann, trotz Einschränkungen im Alter selbstständig, sicher und komfortabel zu leben.

Da weder das eigene Altwerden noch neue Technik auf der Hitliste des „Schatz, was machen wir morgen?" ganz oben stehen, ist dieses Vorhaben keineswegs trivial. Der Schwierigkeitsgrad erhöht sich sogar noch, weil bisher kaum praktische Erfahrungen aus der Senioren-Technikberatung vorliegen.

Deshalb ist es ein „Glücksfall", dass das Bundesministerium für Bildung und Forschung (BMBF) sich im Jahr 2013 des Themas annahm und 22 Kommunen für zwei Jahre die Möglichkeit bot, im geschützten Reservat staatlicher Förderung auf diesem Gebiet zu experimentieren und Erfahrungen zu sammeln. Die Autor/innen waren an dem Programm „Kommunale Beratungsstellen – Besser leben im Alter durch Technik" beteiligt, sowohl in der konkreten Tätigkeit vor Ort in Nordrhein-Westfalen und Sachsen-Anhalt als auch in der wissenschaftlichen Begleitung der beiden in Sachsen-Anhalt geförderten Beratungsstellen in der Stadt Wanzleben-Börde und Halberstadt. Insofern ist die Broschüre ein gesättigter Erfahrungsbericht aus der Praxis, angereichert mit einer breiten sozialwissenschaftlichen Perspektive, die hilft, die oft isolierten Erkenntnisse der Praktiker/innen zu systematisieren und in einem logischen Gesamtzusammenhang zu ordnen.

Die Bedeutung von Technikberatung als Teil einer effektiven lebenslagenorientierten Beratung alternder Menschen wird in den kommenden Jahrzehnten steigen. Dafür gibt es drei Gründe: *Erstens* wächst die Gruppe der Bürgerinnen und Bürger, die ein hohes oder sehr hohes Alter erreichen, kontinuierlich. Das gilt sowohl für ihre absolute Zahl als auch relativ, also im Vergleich zur – kleiner werdenden – Gruppe der Jüngeren. Altwerden ist ein Massenphänomen mit steigender Tendenz und rückt dadurch die Lebenslagen dieser Bevölkerungsgruppe in das Zentrum der sozialpolitischen Agenda.

An diese „Vergreisung" knüpfen dann *zweitens* zahlreiche Diskussionen an, in denen die Folgen der demografischen Alterung problematisiert werden. Einerseits werden Überlegungen darüber angestellt, wie angesichts einer weitgehend unvorbereiteten öffentlichen und wirtschaftlichen Infrastruktur die Sicherung der Lebensqualität und der Teilhabechancen älterer Menschen gelingen kann. Andererseits werden die apokalyptischen Gefahren eines „Methusalemkomplotts" (Frank Schirrmacher) beklagt, das Sozialstaat, Wirtschaftsstandort, kommunale Haushalte und die Lebensqualität der Kinder- und Enkelgeneration niederzuwalzen droht.

Drittens werden folgerichtig Lösungen präsentiert, die den infrastrukturellen Nachholbedarf decken und gleichzeitig zu einer gesamtgesellschaftlichen Reduzierung der „Alten-Kosten" beitragen sollen. Neben zahlreichen anderen Maßnahmen wird in diesem Kontext auch eine Ausweitung der Beratungs- und Unterstützungsstrukturen zur selbstständigen Lebensführung im Alter propagiert, die älteren Menschen helfen sollen, ihr Alter – gerade in Phasen gesundheitlicher Einschränkungen und fortschreitender Kompetenzverluste – aktiv und selbstbestimmt zu gestalten. Durch die altersgerechte Umgestaltung der Lebenswelt, so die Hoffnung, können Alternde verbliebene Potenziale entfalten und altersbedingte Abbauprozesse kompensieren. Diese Programmatik ist Teil des Grundsatzes „ambulant vor stationär" und findet sowohl breite politische Unterstützung als auch die Zustimmung älterer Menschen. Für sie ist die Chance, trotz Hilfebedarfs in den eigenen vier Wänden zu wohnen, ein herausragendes Element der Lebensqualität.

Vor diesem Hintergrund gewinnen auch die Möglichkeiten technischer Assistenz zunehmend an Kontur. Besonderer Prominenz erfreuen sich seit einigen Jahren jene Systeme, die dem Ambient Assisted Living (AAL) zugerechnet werden und deren Funktionalität an Mikroelektronik, Internet und Mobilfunk gebunden ist. Ihr Einsatz zur Unterstützung älterer Menschen im häuslichen Umfeld scheint zumindest in der Theorie vielversprechend. Sie können Gefahren erkennen und häuslichen Unfällen vorbeugen, im Notfall Hilfe alarmieren, das Raumklima regulieren und für Menschen auch dann die Teilhabe am familiären, politischen und kulturellen Leben gewährleisten, wenn sie an das Haus gebunden sind. Das Monitoring gesundheitsrelevanter Daten wird von der Anwesenheit medizinischen Personals abgekoppelt und es scheint nur eine Frage der Zeit zu sein, dass Roboter pflegerische Aufgaben übernehmen.

Daneben gibt es eine Vielzahl elektronischer Hilfsmittel, die gezielt zur Kompensation körperlicher oder geistiger Defizite verwendet werden. So helfen sprechende Uhren bei Sehbeeinträchtigungen, Herdabschaltungen und Sicherheitsbügeleisen beugen durch Vergesslichkeit verursachten Bränden vor, Gongs verstärken die Hausklingel, Fernbedienungen erleichtern mobilitätsbeeinträchtigten Personen das Schalten elektrischer Geräte und bewegungssensible Nachtlichter reduzieren die Sturzgefahr ebenso wie Gehstöcke mit LED-Beleuchtung. Viele dieser Gerätschaften sind in jedem Elektromarkt erhältlich und wurden nicht speziell zur Unterstützung älterer Menschen entwickelt.

Ihrer geringen technischen „Innovationshöhe" zum Trotz leisten auch einfachste mechanische Gerätschaften eine wirksame Alltagsunterstützung. Teller mit schrägen Böden und erhöhten Rändern können für halbseitig gelähmte Patienten den Unterschied zwischen selbstständiger Einnahme von Mahlzeiten oder dem Gefüttert-Werden ausmachen. Drehkissen erleichtern die Nutzung des Autos, weil sie ein schmerzarmes Ein- und Aussteigen unterstützen, und pneumatische Katapultsitze sind für jene ein Segen, denen Arthrose in den Knien das Aufstehen zur Qual macht.

Trotz dieses enormen Potenzials bleiben sowohl die Nutzung assistiver Technik als auch die Information und Beratung der Senior/innen über die vorhandenen Anwendungsmöglichkeiten bisher unterbelichtet. Dies hat verschiedene Ursachen. So sind die klassischen Beratungsangebote für ältere Menschen und das Wissen der ausführenden Akteure bisher weitgehend technikfrei. Technik spielt zwar im Rahmen der barrierefreien Gestaltung von privaten und öffentlichen Räumen oder beim Ausgleich körperlicher Gebrechlichkeit eine gewisse Rolle, doch verbleiben die umgesetzten Lösungen meistens im klassischen Rahmen von Wannenlift, Elektroscooter oder Hausnotruf. Selbst Beschäftigte von Pflegedienstleistern, Sanitätshäusern, Sozialversicherungen und Wohlfahrtsverbänden, deren tägliches Brot die pflegerische und soziale Versorgung hilfebedürftiger und ratsuchender Senior/innen ist, sind auf dem technischen Auge – zumindest was Innovationen angeht – allenfalls kurzsichtig. Mediziner/innen machen da keine Ausnahme.

Doch auch Entwickler und Produzenten technischer Lösungen sind Teil des Problems. Ihnen fehlt oftmals das Gespür für den sozialen Bezug zum Alltag älterer Menschen, weshalb sich Geräte und Applikationen eher am technisch Machbaren als am lebensweltlichen Mehrwert der Zielgruppe orientieren. Diese Kritik bezieht im Fachchinesisch formulierte Gebrauchsanweisungen – wenn sie denn überhaupt vorliegen – und einen mangelhaften Support ausdrücklich mit ein.

1. Einleitung

Dabei spielen leicht erreichbare Hilfestellungen und verständliches Lernmaterial für die „Technik-Entdecker" unter den Senior/innen eine herausgehobene Rolle. Können Probleme in der Verwendung anfangs heiß begehrter neuer Technik nicht schnell und einfach gelöst werden, verwandelt sich Techniklust schnell in Technikfrust.

Natürlich steht auch die Frage im Raum, wer Senioren-Technikberatung leisten und bezahlen soll. Zwar werden die Potenziale technischer Lösungen für die Bewahrung der Lebensqualität bei gleichzeitiger Kostensenkung in einer alternden Gesellschaft mit schillernden Farben ausgemalt. Gleichzeitig scheuen die relevanten Akteure eigene Initiativen zur Finanzierung notwendiger Information für Beratungsleistungen – obwohl für die Grundausausstattung eines entsprechenden Angebotes nur wenige tausend Euro investiert werden müssten, inklusive AAL- und Smart Home-Systemen. Die Industrie hält sich ebenso wie die schwerfälligen Kostenträger im Gesundheitswesen für nicht zuständig, Bund und Länder schielen auf die Kommunen, die sich aber angesichts klammer Kassen schwertun, neue Beratungsangebote als zusätzliche freiwillige Aufgaben zu übernehmen. In diesem Institutionen-Mikado bewegt sich wenig, und so bleiben Beratungsangebote weitgehend auf Modellprojekte von Kommunen oder der Wohnungswirtschaft beschränkt. Die Autor/innen, das sei hier vorweggenommen, sehen im Sinne einer lebensnahen Beratung Städte und Landkreise in der Pflicht. Bei der Finanzierung dürfen die anderen föderalen Ebenen und insbesondere die Pflege- und Krankenkassen jedoch gern Unterstützung leisten.

In dieser Gemengelage müssen die Verantwortlichen in den Verwaltungen, den politischen Vertretungsorganen und bei Kostenträgern für Senioren-Technikberatung meist erst erwärmt und gewonnen werden. Am Anfang steht also die Lobbyarbeit, sowohl in der Praxis als auch in diesem kleinen Leitfaden. Mit acht zündenden Argumenten, die im nachfolgenden *2. Kapitel* zusammengetragen sind, wollen wir die Berater/innen in diesen Diskussionen unterstützen. Die Darlegungen reichen dabei über den engen Kontext der Sozialarbeit hinaus und präsentieren gesellschaftliche, fiskalische und ökonomische Impulse, die von einem technikorientierten Informations- und Beratungsangebot für die kommunale Demografiepolitik ausgehen.

Die folgenden drei Kapitel beschäftigen sich dann konkret mit dem Aufbau der Beratungsstelle und der Beratungstätigkeit. Im *3. Kapitel* werden die Aufgaben der Senioren-Technikberatung genauer umrissen und acht Zielgruppen benannt, die neben älteren Menschen auch informell und professionell Pflegende, Mediziner/innen, Handwerk und Wirtschaft umfassen.

1. Einleitung

Daran knüpft *Kapitel 4* mit Hinweisen zur Organisation und zur Ausstattung einer Senioren-Technikberatungsstelle an. Wir greifen dabei auf die Erfahrungen aus dem Aufbau der 22 „Kommunalen Beratungsstellen – Besser leben im Alter durch Technik" zurück. Die einzelnen Abschnitte enthalten praktische Tipps für ganz verschiedene Themen wie die Namensgebung, die organisatorische Anbindung, die Auswahl der Berater/innen oder die Zusammenstellung der Ausstellungstechnik. Offen bleibt dabei, ob die Beratungsstelle als separate Institution den Reigen schon bestehender Angebote ergänzt oder eine direkte Integration der Technikberatung z.B. in die Wohnberatung favorisiert wird. Dick unterstrichen wird jedoch immer wieder die dringende Notwendigkeit einer Vernetzung der Technikberatung mit anderen seniorenorientierten Ratgeberstrukturen. Letztlich gewährt das Kapitel auch einen Ausblick auf den Mix verschiedener Beratungsformate, der sich während der Projektzeit der kommunalen Beratungsstellen als erfolgreich erwiesen hat.

Die Gestaltung des Beratungsprozesses steht im Mittelpunkt des *5. Kapitels*. Es bietet, ausgehend von den Grundsätzen der systemischen Beratung, Hinweise zur Durchführung von Beratungsgesprächen und appelliert an Berater/innen, die wertschätzende Haltung aktiver Zuhörer/innen einzunehmen. Senioren-Technikberatung, so die zentrale Schlussfolgerung, kann nur erfolgreich agieren, wenn sie neben den vorgetragenen Problemen und Wünschen auch die tieferliegenden Einstellungen zum Alter(n) und zu Technik ernst nimmt. Diese müssen im Dialog mit den Klient/innen Schritt für Schritt freigelegt werden, um passgenau zu beraten und damit auch dafür Sorge zu tragen, dass assistive Geräte nicht nur angeschafft, sondern auch genutzt werden.

Das ausführliche *Kapitel 6* widmet sich dann der Frage, wie Senioren-Technikberatung ihre Zielgruppe erreichen kann. Berater/innen sollten sich vom anfänglichen Desinteresse der Adressaten an der Senioren-Technikberatung nicht überraschen lassen. Denn das neue Angebot muss mit einem Sprung eine doppelte Hürde überwinden: Entweder fühlen sich Senior/innen noch zu jung, um über das Alter nachzudenken, oder sie fühlen sich zu alt, um sich intensiv mit neuer Technik auseinanderzusetzen. Wie man es dreht und wendet, es gibt immer gute Gründe, sich nicht zu informieren. Zwischen dem „Das brauche ich noch nicht" und dem „Das ist doch mehr etwas für junge Leute" scheint Senioren-Technikberatung in einer Vergeblichkeitsfalle festzusitzen.

Dass dem nicht so ist, will dieser Leitfaden beweisen. Es kann gelingen, ältere Menschen vom Nutzen neuer technischer Geräte zu überzeugen und sie zu motivieren, die Mühen des Erlernens zu schultern. Deshalb haben wir im Abschnitt

„,Alte Menschen' verstehen" die aktuelle Fachdebatte aufbereitet und präsentieren die einschlägigen sozialwissenschaftlichen und entwicklungspsychologischen Theoriekonzepte. Die daran anschließenden Ausführungen beleuchten außerdem das Verhältnis von Alter und Technik im Detail.

Wir erachten dieses ausführliche Theoriekapitel genauso für notwendig wie die zusammenfassende Darstellung von Ergebnissen unserer wissenschaftlichen Begleitung der Kommunalen Beratungsstellen zu motivierenden Faktoren und Zugangsbarrieren für die Annahme technischer Unterstützungsangebote in *Kapitel 7*. Auf dieser Basis werden die Leser/innen die Handlungsempfehlungen für ein griffiges Kommunikationskonzept der Senioren-Technikberatung in *Kapitel 8* nachvollziehen, einordnen und anwenden können. Die dort zusammengestellten Hinweise sind aber nicht auf diesen Gegenstandsbereich beschränkt. Sie können von Berater/innen in jedem präventiven Setting der Alten-Arbeit angewendet werden, das mit Akzeptanzproblemen der Adressat/innen zu kämpfen hat.

Die Inhalte des Leitfadens, dem wir im Anhang eine Liste von Beispiel-Demonstratoren für die Grundausstattung einer Beratungsstelle mit Exponaten beifügen, fassen die Erfahrungen aus der zweijährigen Praxis der Senioren-Technikberatung in den Städten Solingen (Nordrhein-Westfalen; 150.000 Einwohner/innen), Halberstadt (Sachsen-Anhalt; 40.000 Einwohner/innen) und der Stadt Wanzleben-Börde (Sachsen-Anhalt; 15.000 Einwohner/innen) zusammen. Sie sind das Resultat von mehr als 400 Einzelberatungen und Vorträgen sowie 15 vertiefenden, teilweise mehrstündigen Interviews mit älteren Klient/innen und pflegenden Angehörigen sowie einer Gruppendiskussion mit Schwestern eines ambulanten Pflegedienstes. Somit fließen auf den folgenden Seiten die Ergebnisse praktischen Handelns, theoretischer Reflexion und sozialwissenschaftlicher Forschung zusammen. Um die Lesbarkeit des Textes für das nichtwissenschaftliche Publikum zu steigern, haben wir bewusst darauf verzichtet, die gängigen akademischen Zitier-Konventionen anzuwenden. Autor/innen, deren inspirierende Forschungsergebnisse in der Broschüre berücksichtigt werden, sind auszugsweise im Fließtext genannt und am Ende des jeweiligen Kapitels unter der Überschrift „Weiterführende Literatur" mit ihren Werken versammelt.

Wir haben uns bemüht, jedes Kapitel des Buches so zu gestalten, dass es in sich abgeschlossen ist und auch einzeln mit Gewinn rezipiert werden kann. Leser/innen müssen also nicht mit den nachfolgenden Kapiteln beginnen, wenn die politische Argumentation uninteressant ist, weil es eine Senioren-Technikberatung in der Kommune bereits gibt oder sich eine andere aktive Beratungsstelle des

Themas angenommen hat. Andererseits wird die Broschüre auch jenen helfen, die mehr an praktisch-organisatorischen Tipps als an der theoretischen Herleitung eines Kommunikationskonzeptes interessiert sind. Den Preis, den die Autor/innen und Leser/innen dafür zahlen, sind inhaltliche Wiederholungen, die an manchen Stellen nicht zu vermeiden sind. Wir haben uns jedoch bemüht, diese Doppelungen auf ein Minimum zu reduzieren.

Wir wünschen Ihnen viel Spaß beim Lesen und zahlreiche Anregungen für die praktische Beratungstätigkeit.

Weiterführende Literatur

Berlin-Institut für Bevölkerung und Entwicklung/Körber Stiftung (2014): Stadt für alle Lebensalter. Wo deutsche Kommunen im demografischen Wandel stehen und warum sie altersfreundlich werden müssen, Berlin.

BMBF – Bundesministerium für Bildung und Forschung (2015): „Besser leben im Alter durch Technik". Kommunale Beratungsstellen – 22 Wege zur Umsetzung in Stadt und Land, Berlin, https://www.bmbf.de/pub/Besser_leben_im_Alter_durch_Technik.pdf (25. März 2015).

BMFSFJ – Bundesministerium für Familie, Senioren, Frauen und Jugend (2010): Sechster Bericht zur Lage der älteren Generation in der Bundesrepublik Deutschland. Altersbilder in der Gesellschaft, Berlin.

BMI – Bundesministerium des Innern (2011): Demografiebericht. Bericht der Bundesregierung zur demografischen Lage und künftigen Entwicklung des Landes, Berlin.

BMI – Bundesministerium des Innern (2012): Jedes Alter zählt. Demografiestrategie der Bundesregierung, Berlin.

Generali Zukunftsfonds (Hrsg.)/Institut für Demoskopie Allensbach (2012): Generali Altersstudie 2013. Wie ältere Menschen leben, denken und sich engagieren, Bonn.

Hochschule Hannover (2015): Beratungsleitfaden zu ELSI-Themen in der Beratung zu altersgerechten Assistenzsystemen (insbesondere Kapitel 7).

Hüther, Michael/Naegele, Gerhard (Hrsg.): Demografiepolitik. Herausforderungen und Handlungsfelder, Wiesbaden.

Kommunen und Senioren – Umsetzungsfragen – MTIDW, http://www.mtidw.de/umsetzungsfragen/kommunen-und-senioren (25. März 2015).

Lindenberger, Ulman/Smith, Jacqui/Mayer, Karl Ulrich/Baltes, Paul B. (Hrsg.) (2010) : Die Berliner Altersstudie, 3. Aufl., Berlin.

Meyer, Sybille/Mollenkopf, Heidrun (Hrsg.) (2010): AAL in der alternden Gesellschaft. Anforderungen, Akzeptanz und Perspektiven. Analyse und Planungshilfen, Berlin/Offenbach.

2. Argumente für eine kommunale Senioren-Technikberatung

Argument I: Seniorenpolitik als attraktiver Standortfaktor

„Demografiepolitik" ist für Kommunen ein vertrautes Handlungsfeld. Allerdings spielen traditionell in den auf Wachstum ausgerichteten Handlungsstrategien soziale Dienstleistungen für Familien, Kinder und Jugendliche eine ungleich größere Rolle als Angebote für Senior/innen. Doch das unaufhaltsame demografische Altern der Gesellschaft fordert von den Verantwortlichen ein Umdenken. Wenn die Zusammensetzung der Bevölkerung in wachsendem Maße von älteren Bürger/innen geprägt wird, ändern sich vor Ort die Wünsche und Probleme. Die Gewichte einer nachhaltigen Demografiepolitik verschieben sich und schärfen den Blick für die Lebens- und Anspruchsprofile der älteren Generation.

Kommunen, welche diese Neujustierung nicht scheuen, können vom demografischen Wandel profitieren. Gefragt ist eine fachübergreifende „Attraktivitätspolitik" (Bogumil/Holtkamp 2013), die die öffentlichen Dienstleistungen in einem altersaffinen Rahmen neu definiert, ausrichtet und gegebenenfalls auch erweitert.

Die klassischen Instrumente kommunaler Steuerung wie die barrierefreie Gestaltung des öffentlichen Raums und die bedarfsgerechte Taktung des Öffentlichen Personennahverkehrs (ÖPNV), die Aktivierung der Bürger/innen zu ehrenamtlich-nachbarschaftlichem Engagement, das Schaffen von wohnungsnahen Treffpunkten und geselligen Kommunikationsgelegenheiten verlieren nichts von ihrem Wert. Die Bindung von Fachkräften der Gesundheits- und Pflegewirtschaft, insbesondere die Ansiedlung von Fachärzt/innen, sind weitere wichtige Elemente für Settings, die ältere Einwohner/innen in der Kommune halten.

Von überragender Bedeutung ist jedoch die Unterstützung älterer Menschen in ihrem Wunsch, den Lebensabend würdevoll in der eigenen Wohnung verbringen zu können. Laut einer vom Bundesbauministerium in Auftrag gegebenen Studie sind 25 % der Seniorenhaushalte umzugsbereit, wenn durch einen Wohnungswechsel die Selbstständigkeit gesichert oder verbessert wird. Hochgerechnet entspricht dies 2,8 Millionen Seniorenhaushalten. Kommunen, die durch zielgruppenorientierte Beratungsangebote zu den Themen „barrierefreies Wohnen" und „Assistenz in der Wohnung" hervorstechen, sind für umzugswillige Senior/innen attraktiv und können mit Wanderungsgewinnen rechnen.

Zweifellos sind mit neuen freiwilligen Aufgaben im Bereich der Familien- und Seniorenpolitik zusätzliche Ausgaben verbunden. Dennoch ist dieses Geld auch aus der fiskalischen Perspektive gut angelegt, wie z.B. eine vergleichende Untersuchung von Christian Rademacher und Wolfgang Bartl (2013) belegt. So generiert der Zuzug älterer Menschen höhere Schlüsselzuweisungen und über die Gemeindeanteile ein Mehr an Steuereinnahmen. Außerdem sind mit einer „expansiven Seniorenpolitik" neue Beschäftigungschancen und Wachstumsimpulse für die gewerbliche Wirtschaft verbunden, was über höhere Einnahmen aus der Lohn-, Einkommens- und Gewerbesteuer ebenfalls zur finanziellen Leistungsfähigkeit der Kommune beiträgt.

Weiterführende Literatur

BMVBS – Bundesministerium für Verkehr, Bau und Stadtentwicklung (2011): Wohnen im Alter. Marktprozesse und wohnungspolitischer Handlungsbedarf; ein Projekt des Forschungsprogramms „Allgemeine Ressortforschung" des Bundesministeriums für Verkehr, Bau und Stadtentwicklung (BMVBS), betreut vom Bundesinstitut für Bau-, Stadt- und Raumforschung (BBSR) im Bundesamt für Bauwesen und Raumordnung (BBR), Bonn.
Bogumil, Jörg/Holtkamp, Lars (2013): Kommunalpolitik und Kommunalverwaltung. Eine praxisorientierte Einführung, Bonn.
Grohs, Stephan/Reiter, Renate (2013): Kommunale Sozialpolitik in der Haushaltskrise: Handlungsfelder und Handlungsstrategien, in: Haus, Michael/Kuhlmann, Sabine (Hrsg.): Lokale Politik und Verwaltung im Zeichen der Krise?, Wiesbaden, S. 237–255.
Hüther, Michael/Naegele, Gerhard (2013): Demografiepolitik und Demografiestrategie – Was notwendig ist, in: Hüther, Michael/Naegele, Gerhard (Hrsg.): Demografiepolitik. Herausforderungen und Handlungsfelder, Wiesbaden, S. 365–378.
Rademacher, Christian/Bartl, Walter (2013): Wirtschaftliche Folgen demographischer Schrumpfung: Machen kommunale Familien- und Seniorenpolitik einen Unterschied?, in: Haus, Michael/Kuhlmann, Sabine (Hrsg.): Lokale Politik und Verwaltung im Zeichen der Krise? Wiesbaden, S. 237–255.

2. Argumente für eine kommunale Senioren-Technikberatung

Argument II: Senioren-Technikberatung senkt Pflegekosten

Erweitern wir den Blick auf die pflegerische Versorgung, werden zusätzliche finanzielle Effekte sichtbar. Denn mit der steigenden Zahl pflegebedürftiger Personen sind auch für Kommunen erhebliche finanzielle Zukunftsrisiken verbunden. Diese Erkenntnis ist nicht neu und in dem sozialpolitischen Grundsatz „ambulant vor stationär" ist ein Bündel von Strategien zur Kostendämpfung zusammengeschnürt. Allerdings ist der Anstieg der „altersbedingten" Sozialausgaben nur zu bremsen, wenn informelle Pflegesettings die professionelle Pflege tatsächlich ergänzen.

Technische Unterstützung kann dabei im häuslichen Umfeld eine große Rolle spielen. So können passive Schutzmechanismen die Gefahr von Wohnungsbränden durch unsachgemäßen Gebrauch elektrischer Haushaltsgeräte praktisch ausschließen, Schäden durch unabsichtlich geöffnete Wasserhähne können vermieden und in Notsituationen kann schnelle Hilfe organisiert werden. Dies kann entscheidend dafür sein, ob ein pflegebedürftiger Mensch in seiner Wohnung oder im Heim betreut wird. Allein aus diesem Grund sollten sich Kommunen mit innovativen, technikunterstützten Pflegesettings auseinandersetzen und Bürger/innen dazu ein Beratungsangebot unterbreiten. Hier geht es nicht um die häufig befürchtete Entmenschlichung der Pflege durch Technik, sondern um die Entlastung von Pflegepersonal und informell Pflegenden bei gleichzeitigem Erhalt einer hohen Lebensqualität für älter werdende und pflegebedürftige Menschen.

Mit dem Blick in die Zukunft tritt ein weiteres Problem hinzu: die wachsende Gruppe älterer Menschen, deren materielle Situation so prekär ist, dass sie Hilfe zum Lebensunterhalt in Anspruch nehmen muss. Derzeit verdecken die, im Vergleich zu anderen Bevölkerungsgruppen, relativ hohe Kaufkraft und die gute Einkommenssituation Alternder das Problem der Altersarmut. Allerdings ist absehbar, dass kommende Generationen von Ruheständlern nicht mehr in dem Maße über die komfortable monetäre Ausstattung verfügen und die Gefahr der Altersarmut – mit Schwerpunkten in Ostdeutschland – deutlich ansteigen wird. Damit wird auch die Zahl armer hochaltriger Personen zunehmen, welche die mit der Pflegebedürftigkeit einhergehenden Kosten nicht selbst tragen können und neben der Grundsicherung auch für die Finanzierung der Pflegeleistungen auf die Unterstützung der Kommune angewiesen sind.

Die Voraussetzungen dafür zu schaffen, um diesen Personenkreis in der häuslichen Umgebung zu betreuen und eine stationäre Unterbringung zu vermeiden oder mindestens zu verzögern, liegt im originären fiskalischen Interesse der

Landkreise und Städte. Die Kombination von kommunaler Wohn- und Technikberatung ist eine notwendige Voraussetzung, um brachliegende Potenziale für die informelle Pflege in der Häuslichkeit zu erschließen. Diese Aufgabe dient der Lebensqualität der Menschen und der finanziellen Leistungsfähigkeit der Kommune gleichermaßen.

Weiterführende Literatur

Bischof, Christine/Weigl, Barbara (Hrsg.): Handbuch innovative Kommunalpolitik für ältere Menschen, Berlin.

Böttcher, Sabine/Buchwald, Christina/Kohte, Wolfhard (2013): Wissenschaftliche Evaluation des Konzeptes der Vernetzten Pflegeberatung im Land Sachsen-Anhalt: Berichtsteil I – Endbericht.

Hackmann, Tobias (2014): Pflegemix der Zukunft. Spannungsfeld zwischen pflegerischer Notwendigkeit und tatsächlicher Versorgung, Basel.

Argument III: Unterstützung der informellen Pflege in Familien

Pflege findet in Deutschland im Rahmen des sogenannten „Pflegemix" statt. In ihm verknoten sich Elemente professioneller und informeller Betreuung von Pflegebedürftigen. Deutlich betont wird die Rolle von Verwandten und ehrenamtlichen Helfer/innen, ohne deren Mittun Pflege in der Bundesrepublik undenkbar ist.

Allerdings stehen hinter der Zukunft der informellen Pflege einige große Fragezeichen. Denn angesichts gesellschaftlicher Veränderungen wie der zunehmenden Erwerbstätigkeit von Frauen oder der wachsenden Mobilität von Arbeitskräften kann nicht ohne Weiteres vorausgesetzt werden, dass sich pflegebedürftige Personen für die Absicherung ihres selbstständigen Lebens auf die Unterstützung naher Angehöriger verlassen können.

Es müssen deshalb innovative Optionen für die Versorgung von älteren Menschen erprobt werden. Technikunterstützung birgt dafür ein immenses Potenzial. Sie entlastet nicht nur Beschäftigte in der professionellen Pflege, sondern ganz besonders informelle Pflegesettings. Hier kann Technik helfen, Bindungen auch angesichts einer Veränderung der Familienstrukturen aufrecht zu erhalten, Dienstleistungen bedarfsgerecht zur Verfügung zu stellen und Hilfe zu ermöglichen, wenn sie gebraucht wird.

2. Argumente für eine kommunale Senioren-Technikberatung

Weiterführende Literatur

Hackmann, Tobias (2014): Pflegemix der Zukunft. Spannungsfeld zwischen pflegerischer Notwendigkeit und tatsächlicher Versorgung, Basel.

Argument IV: Teilhabe und Informationsgerechtigkeit

Neben drohenden „Überforderungszenarien" in der pflegerischen und finanziellen Versorgung gibt es noch einen weiteren Motor für die Einrichtung einer Senioren-Technikberatung: die soziale Teilhabe älterer Menschen!

Denn während die Technikdurchdringung des Alltags rasant voranschreitet, werden Senior/innen von dieser Entwicklung abgehängt: So wird es beispielsweise immer schwieriger oder sogar mit Extragebühren belegt, Fahrkarten am Schalter zu kaufen oder in Geldinstituten Überweisungen persönlich aufzugeben. Bedienungsanleitungen sind häufig nur noch als Download verfügbar, Nachrichten nur im Internet abrufbar und Hilfe bei alltäglichen Problemen bleibt hinter automatisierten Telefonhotlines „verbarrikadiert".

Ältere Menschen, die den digitalen Graben nicht überwinden können, sind benachteiligt und stehen auf der Verliererseite des technischen Fortschritts. Umso dringender muss deshalb die Frage gestellt werden, ob es gerecht ist, dass angesichts der digitalen Überformung des Alltags einer so großen Bevölkerungsgruppe wie *den* Senior/innen der Zugang zu dieser Technologie zwar theoretisch möglich ist, aber mangels Informations- und Beratungsangeboten praktisch verwehrt wird. Kann sich eine demokratische Gesellschaft diese Exklusion leisten?

Der Anschluss der „älteren Generation" an die vernetzte digitale Gesellschaft ist ohne Zweifel eine Aufgabe kommunaler Daseinsvorsorge. Die Chance auf digitale Teilhabe ist von ähnlicher Bedeutung wie der Anschluss an das Trinkwassernetz oder die Abfallentsorgung, weil der praktische Ausschluss von der Nutzung moderner Informations- und Kommunikationstechnologien massive und negative Konsequenzen für die Bürger/innen bedeutet. Es liegt aber auch im wohlverstandenen Eigeninteresse der Kommune, die technologische Kompetenz der älteren Einwohner/innen zu erhöhen. Nur so können Kostenvorteile ausgeschöpft werden, die sich z.B. durch die Nutzung digitaler Verwaltungsservices ergeben oder mit der sicheren Anwendung technischer Assistenz in informellen Pflegesettings verbunden sind.

Weiterführende Literatur

Thimm, Caja (2013): Digitale Gleichberechtigung der Generationen – Altern in einer mediatisierten Gesellschaft, in: Hüther, Michael/Nägele, Gerhard (Hrsg.): Demografiepolitik: Herausforderungen und Handlungsfelder, Wiesbaden, S. 326–343.

Argument V: Treibstoff für die lokale Wirtschaft

Der demografische Wandel setzt auch ökonomische Impulse, die eng mit der Befriedigung der Bedürfnisse älterer Menschen verbunden sind. Das kann nicht nur den „großen" Industrien nützen, sondern auch der Wirtschaft vor Ort.

So belegen die Ergebnisse aus dem Bundesprogramm „Kommunale Beratungsstellen – Besser leben im Alter durch Technik", dass mit der Information älterer Menschen über die Möglichkeiten technischer Assistenz eine entsprechende Nachfrage angeregt wird. Senior/innen, die nicht wissen, dass es z.B. Verstärker für die oft überhörte Wohnungsklingel gibt, werden im Baumarkt auch nicht danach fragen. Mobiltelefone mit Notrufknopf können nur dann für Sicherheit bei Spaziergängen oder Wanderungen sorgen, wenn ältere Menschen von der Existenz dieser durchaus handelsüblichen Geräte überhaupt erst erfahren. Das Handwerk profitiert umso stärker von den durch die Pflegekasse finanzierten Wohnraumanpassungen, wenn es im Lebensumfeld pflegebedürftiger Personen Beratungsstellen gibt, die neutral bedarfsgerechte Lösungen empfehlen und damit zur Umsetzung der Maßnahmen motivieren. Wenn ältere Menschen wissen, dass sie durch kommunale Serviceangebote beim Erlernen von bisher unbekannten Bedienungsroutinen unterstützt werden können, werden auch relativ teure Konsumgüter wie Computer oder Smartphones angeschafft. Ein großes Stück vom Kuchen sichert sich letztlich die Wohnungswirtschaft, für die all jene Mieter/innen ein Gewinn sind, die trotz Pflege- und Unterstützungsbedarf das selbstständige Leben in der eigenen Wohnung fortsetzen können. Damit eng verbunden sind auch neue gewerbliche Dienstleistungsstrukturen in Wohnquartieren, die für ältere Personen mit eingeschränkter Mobilität eine wirksame Erleichterung des Alltags darstellen können.

Durch das Angebot einer Senioren-Technikberatung haben es Kommunen in der Hand, ihre älteren Bürger/innen zu qualifizierten Entscheidungen für oder gegen die Anschaffung von Technik zu befähigen. Wie gesehen, gehen die gesellschaftlichen Effekte, die mit dem Einzug moderner Technik in Seniorenhaushalte verbunden sind, über den Bereich des Privaten weit hinaus.

Weiterführende Literatur

Apfelbaum, Birgit/Schatz, Thomas (2013): Die Wohnungswirtschaft als Netzwerkakteur der kommunalen Demografiestrategie. Altersgerechte Erweiterungen des Angebotsportfolios als Schlüssel zu Mieterbindung und -gewinnung, Ostbevern.

Rademacher, Christian/Bartl, Walter (2013): Wirtschaftliche Folgen demographischer Schrumpfung: Machen kommunale Familien- und Seniorenpolitik einen Unterschied?, in: Haus, Michael/Kuhlmann, Sabine (Hrsg.): Lokale Politik und Verwaltung im Zeichen der Krise? Wiesbaden, S. 237–255.

Argument VI: Synergieeffekte in der Kommune

Kommunale Senioren-Technikberatung ist Netzwerkarbeit. Sie dient neben der Beratung von Bürger/innen auch dem Wissenstransfer über die Möglichkeiten technischer Assistenz im Alter zu relevanten Partnern: Mediziner/innen, Pflegediensten, Wohlfahrtsverbänden, Senioren- und Selbsthilfegruppen, der gewerblichen Wirtschaft und natürlich innerhalb der Verwaltung selbst. Ziel ist ein themenbezogene Kompetenzaufbau in der Kommune, sodass ältere Menschen auch bei Arztbesuchen oder von Pflegekräften in ihrer Wohnung oder bei Technikkäufen in Geschäften bedarfsgerecht beraten werden können. Es wird auch oft vorkommen, dass erst die Produkthinweise der Beratungsstelle Händler dazu veranlassen, diese Waren in ihr Portfolio aufzunehmen und sie so für ältere Menschen verfügbar zu machen.

Diese Synergieeffekte werden jedoch ausbleiben, wenn sich die Kommune nicht zum Aufgabenfeld Technikberatung durchringt. Es gibt einfach keine andere Institution, die so lebensnah und umfassend zu technischer Unterstützung der Selbstständigkeit im Alter beraten kann.

Wagen Sie den Selbstversuch! Stellen Sie sich vor, Sie leben mit einem demenziell erkrankten Menschen zusammen und müssen diesen wegen einer dringenden Besorgung spontan für einige Stunden allein lassen. Was können Sie tun, um für die Zeit Ihrer Abwesenheit überlaufenden Waschbecken oder Küchenbränden vorzubeugen oder – falls der Demenzkranke noch mobil ist – sein Verschwinden zu verhindern, ohne ihn einzuschließen? Fällt Ihnen jemand ein, der Sie beraten könnte? Fragen Sie bei Ihrem Hausarzt oder in der Pflegeberatung oder im Sanitätshaus nach Lösungsvorschlägen! Sie werden feststellen, dass selbst erfahrene „Leute vom Fach" schnell an ihre Grenzen stoßen, obwohl die passenden (technischen) Antworten weder neu noch kompliziert noch teuer wären. Das Wissen darüber unter den üblichen Ratgebern älterer Menschen zu verbreiten und dadurch die Zahl der Informationskanäle über hilfreiche Technik zu mehren, ist eben darum eine der wichtigsten Aufgaben kommunaler Senioren-Technikberatung.

Auch aus der Sicht der Ratsuchenden ist dieses Ideal des über der Kommune aufgespannten Netzes aus „Kompetenz-Knoten" sinnvoll: Ratsuchende irren dann nicht mehr mit ihrem Problem von einer Beratungsstelle zur nächsten, sondern überall in der Kommune können öffentliche und privatwirtschaftliche Akteure beratend unterstützen und den einfachen Zugang zu bedarfsgerechten Lösungen ebnen. Und es sind diese von der Senioren-Technikberatung inspirierten und getragenen Netzwerke, die zur Selbsthilfe anregen, Selbstständigkeit sichern und so den Anstieg der Sozialetats dämpfen.

Weiterführende Literatur

Großmaß, Ruth (2014): Interdisziplinarität in der Beratung, in: Bauer, Petra/Weinhardt, Marc (Hrsg.): Perspektiven sozialpädagogischer Beratung, Weinheim/Basel, S. 162–178.

Heinze, Rolf G. (2013): Altengerechtes Wohnen. Aktuelle Situation, Rahmenbedingungen und neue Strukturen, in: Informationen zur Raumentwicklung. Hrsg.: Bundesinstitut für Bau-, Stadt- und Raumforschung (BBSR) im Bundesamt für Bauwesen und Raumordnung (BBR). Heft 2, Bonn, S. 133–146.

Argument VII: Stärkung des Ehrenamtes

Kommunale Senioren-Technikberatung ebnet für technikinteressierte Senior/innen Wege in ein Ehrenamt, das mit hoher persönlicher Wertschätzung verbunden ist. Denn wer Geräte nutzt, deren Handhabung von Laien als kompliziert eingeschätzt wird, gilt als „Experte" und genießt ein hohes Renommee. Prestige verdient sich auch, wer für weit verbreitete Probleme eine pfiffige Lösung parat hat.

In der Senioren-Technikberatung gilt dies in einem besonderen Maße: 75-Jährige, die mit ihren Enkeln über WhatsApp kommunizieren oder öffentlich von den

Vorteilen ihres Hausnotrufes berichten, finden Gehör und Nachahmer. Ehrenamtliche Technikexpert/innen wirken in der Beratung ihrer Altersgenoss/innen besonders überzeugend, weil sie vorleben, dass „moderne" Technik sinnvoll im Alltag eingesetzt werden kann.

Das Angebot an technisch versierte Senior/innen, sich in die Beratung aktiv einzubringen, baut aber nicht nur Brücken zur Zielgruppe, sondern bietet Interessierten ein neues, bisher brachliegendes Betätigungsfeld. So aktiviert kommunale Senioren-Technikberatung zusätzliche zivilgesellschaftliche Potenziale, die vorhandenes Ehrenamt in der Senioren- und Nachbarschaftsarbeit sinnvoll ergänzen.

Weiterführende Literatur

Bischof, Christine/Weigl, Barbara (Hrsg.): Handbuch innovative Kommunalpolitik für ältere Menschen. Berlin.
Bott, Jutta M. (2014): Netzwerkarbeit und Selbstorganisation im demografischen Wandel. Eine praxisorientierte Arbeitshilfe, Berlin.
Zwicker-Pelzer, Renate (2014): Beratung von Familien im Kontext von Alter und Pflegebedürftigkeit, in: Bauer, Petra/Weinhardt, Marc (Hrsg.): Perspektiven sozialpädagogischer Beratung, Weinheim/Basel, S.47–64.

Argument VIII: Langer Atem zahlt sich aus

Kommunale Senioren-Technikberatung ist weder Spielerei noch Selbstzweck. Sie soll durch ihre Tätigkeit älteren Menschen Teilhabechancen in der digitalen Informationsgesellschaft eröffnen und mithelfen, die Möglichkeiten moderner Technik für die Verwirklichung des sozialpolitischen Grundsatzes „ambulant vor stationär" nutzbar zu machen.

Doch wie lange dauert es, bis spür- und vor allem zählbare Effekte zu konstatieren sind? Für Bürger/innen, die als Ratsuchende die Dienstleistungen der Senioren-Technikberatung in Anspruch nehmen, kann sicher eine unmittelbare Verbesserung der Lebensqualität erreicht werden. Bis allerdings der Kämmerer oder die Sozialdezernent/in die Summe dieser Einzelleistungen in Euro und Cent oder einer sinkenden Quote der stationären Unterbringung von pflegebedürftigen Personen „abrechnen" kann, werden einige Jahre vergehen. Hier ist ein langer Atem gefragt.

Doch es wird sich auszahlen, denn zwei Dinge sind sicher: Weder wird der Problemdruck in der Gesellschaft des langen Lebens nachlassen, noch wird die technische Entwicklung stehen bleiben. Kommunen, die heute schon Technik als Facette von Altenpolitik und Altenarbeit ernst nehmen, werden morgen die technologisch möglichen Wohlfahrtsgewinne realisieren. Insofern ist Senioren-Technikberatung eine echte „Investition in die Zukunft" für den Wohn- und Lebensort Kommune.

Weiterführende Literatur

Bischof, Christine/Weigl, Barbara (Hrsg.): Handbuch innovative Kommunalpolitik für ältere Menschen, Berlin.

3. Aufgaben und Zielgruppen

3.1 Aufgaben der Senioren-Technikberatung

Das hohe Alter ist heute keine Ausnahmeerscheinung mehr, sondern normaler Teil des Lebens. Mehr als 4,5 Millionen Deutsche sind älter als 80 Jahre. Auch wenn dies zweifellos eine gute Nachricht ist, werden doch wichtige Ressourcen des „guten Lebens" für hochbetagte Menschen prekär: Körperliches Wohlbefinden, Gesundheit, geistige und sensorische Fähigkeiten wie Erinnern, Hören und Sehen lassen unwiderruflich nach.

Dass Technik eine Vielzahl der Verluste ausgleichen oder Abbauprozesse verzögern kann, ist längst bekannt, denken wir nur an Hörgeräte oder den Treppenlift. Gemessen an den Potenzialen technischer Hilfs- und Assistenzfunktionen bleibt die tatsächliche Inanspruchnahme aber weit hinter den Möglichkeiten zurück. Damit verpuffen – sozial und technisch machbare – Impulse für die Wahrung der Lebensqualität, für die Sicherung von gesellschaftlicher Teilhabe und für die selbstständige Lebensführung bis in das hohe Alter.

Da Technik alle Lebensbereiche durchdringt, könnte auch eine breite Palette an möglichen Unterstützungen genutzt werden. Technologische Lösungen flankieren das selbstständige Wohnen trotz körperlicher Einschränkungen, bieten Chancen für die Gesundheitsförderung und das Training von Fertigkeiten, ermöglichen Mobilität, die Vereinbarkeit von Pflege und Beruf oder die wohnortnahe Rehabilitation, erleichtern den Zugang zu alltagsunterstützenden Dienstleistungen und bürgerschaftlichem Engagement und festigen nicht zuletzt Familienbeziehungen und soziale Netzwerke durch digitale Kommunikationsmöglichkeiten. Insofern sind die Information und Beratung zu entsprechenden Technologien und die Aufklärung über deren Möglichkeiten auch zentrale Aspekte der Förderung eines aktiven Alterns.

Im Fokus kommunaler Senioren-Technikberatung stehen zwei Tätigkeitsdimensionen: Beratung und Bildung. Einerseits sollen Klient/innen individuelle und konkrete Lösungsoptionen unterbreitet werden. Andererseits verfolgt der Bildungsauftrag das programmatische Ziel einer kulturellen Rahmensetzung, in der die Bedeutung von Technik und Technikverwendung für die Lebensqualität im Alter stärker hervorgehoben und als Normalität verankert wird. Es geht darum, Klient/innen durch die Erweiterung ihres „technischen Horizonts" zu einer selbstständigen Techniknutzung zu ermutigen und zu befähigen. Von besonderem Interesse sind daher neben der Unterstützung bei akutem Bedarf der Aufbau von Technikvertrauen und langfristig wirkenden technischen Kompetenzen, die bei den Alternden die bisher selten vorhandene Überzeugung stärken, mithilfe von Technik den Alltag auch dann noch eigenverantwortlich meistern zu können, wenn die Selbstständigkeit in Gefahr gerät. Damit rücken die Erweiterung der Kompetenzen und die Entwicklung der Ressourcen in das Zentrum eines klientenzentrierten Beratungsprozesses. Angelehnt an die Aufgaben präventiver Gesundheitsberatung können für die Technikberatung Alternder folgende Einzelziele formuliert werden:

- Förderung der Lebensqualität im Alter durch Darstellung technischer Unterstützungspotenziale der selbstständigen Lebensführung;
- Förderung des Verständnisses relevanter technikbezogener Informationen;
- Förderung des Wissens über markterhältliche assistive Technologien und deren spezifische Unterstützungsfunktionen;
- Förderung der selbstständigen Informationsgewinnung und der informierten Entscheidungsfindung in Bezug auf alltagsunterstützende Technologien;
- Förderung der Kompetenz zur Bewertung von Chancen und Risiken der Techniknutzung;
- Förderung des Wissens über positive Synergie-Effekte assistiver Technologien, z.B. Potenziale zur Steigerung der Sicherheit und der Energieeffizienz in der Wohnumgebung;
- Förderung des technikbezogenen Wissens- und Kompetenzaufbaus in Familien, in der Gesundheitswirtschaft und in Beratungsstrukturen der Altenhilfe, in Dienstleistungsunternehmen und zivilgesellschaftlichen Strukturen;

- Förderung des Wissens über Finanzierungsmöglichkeiten assistiver Technologien.

Wird kommunale Technikberatung in das – in der Gesundheitsförderung gängige – dreistufige Schema aus *primärer, sekundärer* und *tertiärer Prävention* eingeordnet, werden die Aufgabenschwerpunkte im primären und tertiären Sektor gesetzt.

Ziele der *primären Prävention* sind das personengebundene Empowerment Alternder oder ihrer Betreuungspersonen im alltagspraktischen Bereich und die Steigerung der Fähigkeit zur Selbsthilfe. Das schließt neben der Beratung von Bürger/innen auch Angebote zum unterstützenden Training, z.B. Smartphone-Kurse, ein. Durch die Möglichkeit zum Anfassen und Ausprobieren in Musterwohnungen oder geeigneten Räumen in Verwaltungsgebäuden kann unbekannte Technik leicht erlebbar gemacht werden.

Daneben spielt die Verhältnisprävention als gezielte Veränderung ökologischer Faktoren eine wesentliche Rolle. Sie nimmt die themenorientierte Ertüchtigung der in der Kommune sowie im sozialen Umfeld Alternder etablierten Fürsorge-, Unterstützungs- und Ratgeberstrukturen ins Visier. Insofern ist schon das Bekenntnis zu Technikberatung als kommunaler Aufgabe und notwendiger Ergänzung der in vielen Kommunen bereits verankerten Sozial-, Wohn- und Pflegeberatung ein gelungener Akt von *sekundärer Prävention*.

Der Wissenstransfer ist in diesem Zusammenhang ein wichtiger Teil der Präventionsagenda. Der kollegiale Austausch zwischen den verschiedenen Beratungsinstanzen der Altenhilfe erweitert von jeher den fachspezifischen „Tellerrand" und befördert ressortübergreifendes Denken. Die Synergien steigern die Beratungsqualität und einem Ratsuchenden können im Sinne einer „Beratung aus einer Hand" mehrere Informationen und unterschiedliche Optionen angeboten werden, auch wenn sie nicht unmittelbar dem eigenen Fachgebiet zuzuordnen sind. Kommunale Senioren-Technikberatung kann den relevanten Querschnitt dieses Informationsaustausches unter den Beratungsstellen sinnvoll erweitern, dadurch die Technikkompetenz der Ratgeber erhöhen und letztlich die Qualität der Intervention im Lebensumfeld der Klient/innen verbessern. Technische Lösungsmöglichkeiten sollten in den verschiedensten Beratungsangeboten der Altenhilfe ganz selbstverständlich mitgedacht werden, um die Potenziale der Technik für den Erhalt der Lebensqualität im Alter nicht ungenutzt im Sumpf der Unkenntnis versickern zu lassen.

Maßnahmen der *tertiären Prävention* greifen in Lebensphasen, in denen die Abwehr von Verlusten an Selbstständigkeit und die Vermeidung von Pflegebedürftigkeit im Vordergrund stehen. Technikberatung übernimmt die Aufgabe, Möglichkeiten technischer Applikationen zur Stabilisierung der persönlichen Situation aufzuzeigen und so die Umsetzung der (kommunal-)politischen Zielstellung „ambulant vor stationär" zu flankieren. Dazu zählt auch die Beratung zu notwendigen Wohnraumanpassungen, zur technikorientierten Hilfsmittelversorgung und begleitenden Dienstleistungen. Gerade die Vermeidung oder Verzögerung von stationärer Pflege durch die Implementierung technischer Assistenzsysteme dürfte im fiskalischen Interesse von Kommunen liegen.

Weiterführende Literatur

Dietsche, Stefan (2013): Kommunale Gesundheitsaufklärung und -beratung, in: Luthe, Ernst-Wilhelm (Hrsg.): Kommunale Gesundheitslandschaften, Wiesbaden, S. 181–192.

Großmaß, Ruth (2014): Interdisziplinarität in der Beratung, in: Bauer, Petra/ Weinhardt, Marc (Hrsg.): Perspektiven sozialpädagogischer Beratung, Weinheim/Basel, S. 162–178.

Hochschule Hannover (2015): Beratungsleitfaden zu ELSI-Themen in der Beratung zu altersgerechten Assistenzsystemen.

Leopold, Christian/Heinecker, Paula/Pohlmann, Stefan (2013): Handlungsfelder der Alter(n)sberatung, in: Pohlmann, Stefan (Hrsg.): Gut beraten. Forschungsbeiträge für eine alternde Gesellschaft, Wiesbaden, S. 69–122.

3.2 Zielgruppen der Technikberatung

Das Alter gibt es nicht. Die als „Alter" bezeichnete Lebensphase ist dafür zu heterogen. Sie umfasst mehrere Dekaden und umschließt in dieser Zeitspanne mit ihrer dehnbaren Hülle aus Fremd- und Selbstbeschreibungen sehr verschiedene Kontexte, Bedeutungen und Lebenslagen. Der Lebenshunger des befreiten Alters der frisch Pensionierten hat mit der Lebenslast der pflegebedürftigen Hochaltrigkeit wenig Substanzielles gemein.

In diesem Treibsand drohen Beratungsangebote für ältere Menschen zu versacken, wenn es nicht gelingt, die amorphe Beliebigkeit des Alters aufzubrechen. Wer pauschal an „Alter" und „Alte" adressiert, erreicht niemanden oder nur sehr wenige. Damit die Botschaft ankommt, muss die Gruppe der Menschen im Ruhestand in kleinere Zielgruppen zerlegt werden. Zu einer Zielgruppe können dann ältere Menschen zusammengefasst werden,

- bei denen relevante Merkmale, Bedürfnisse, Ressourcen und Lebenssituationen weitgehend ähnlich oder übereinstimmend sind und
- bei denen die Maßnahmen und Ziele der Intervention übereinstimmen.

Im Sinne des langfristig wirkenden Bildungsauftrages von Senioren-Technikberatung ist es außerdem notwendig, auch jene Senior/innen einzubeziehen, deren Lebensrealität frei von gesundheitlichen Einschränkungen ist. Die Ausrichtung des Beratungsangebotes auf die Gruppe pflegebedürftiger Personen sowie die informell oder professionell Pflegenden greift zu kurz. Darüber hinaus sind Adressatenkreise relevant, die zwar nicht zur Gruppe älterer Menschen zählen, aber z.B. für deren Unterstützung eine wesentliche Rolle spielen.

Auf dieser allgemeinen Basis und als Ergebnis der Erfahrungen aus dem BMBF-geförderten Projekt „Kommunale Beratungsstellen – Besser leben im Alter durch Technik" in Sachsen-Anhalt unterscheiden wir folgende acht Zielgruppen:

- Menschen mit Unterstützungsbedarf,
- präventiv interessierte Menschen,
- nachholende Modernisierer,
- betreuende Angehörige und informell Pflegende,
- professionell Pflegende,
- Multiplikatoren innerhalb der Peer-Group (Alterspioniere),
- Multiplikatoren unter professionellen Dienstleistern und Netzwerkpartnern,
- Entwickler und Produzenten technischer Assistenzsysteme.

Als *Menschen mit Unterstützungsbedarf* gelten Personen, die bereits in ihrer selbstständigen Lebensführung bedroht sind oder die zeitnah eintretende Gefahren für die Fortsetzung der gewohnten Lebensnormalität befürchten. Zu diesem Kreis zählen wir ältere Menschen mit einer Pflegestufe bzw. dem Anrecht auf eine (nicht beantragte) Pflegestufe, Menschen mit einer wesentlich beeinträchtigten Gesundheit und Menschen, die für die Wahrung ihrer Selbstständigkeit im Alltag auf dauerhafte Unterstützung angewiesen sind. Menschen mit Unterstützungsbedarf kommen aufgrund eines akuten Problems oder einer kurzfristigen zeitlichen Perspektive als Klient/innen in die kommunale Technikberatung und sind daher in der Regel für die Inanspruchnahme technischer Assistenz motiviert.

3. Aufgaben und Zielgruppen

Im Unterschied dazu rechnen wir Personen der *Gruppe der präventiv Interessierten* zu, wenn sie Beratungsangebote vorausschauend mit einem mittel- oder langfristigen Zeithorizont wahrnehmen. Diese Menschen sind von akuten Beeinträchtigungen der Gesundheit bzw. der selbstständigen Lebensführung frei und wollen sich frühzeitig auf die speziellen Anforderungen des Alters vorbereiten, um es später „vom Tisch zu haben". Im Prinzip ist jede/r Ruheständler/in Angehörige/r dieser Zielgruppe, für die das Erlernen des Altwerdens und das vorausschauende Management der unhintergehbaren Alter(n)sprozesse eine wichtige, wenn auch häufig verdrängte Aufgabe ist. Das Wecken des präventiven Interesses bei „jungen" Alten ist eine der Herausforderungen für Senioren-Technikberatung.

Nachholende Modernisierer sind in unserem Verständnis jene Älteren, welche die Senioren-Technikberatung nutzen, um den Anschluss an bisher ignorierte, nun aber begehrte Möglichkeiten digitaler Informations- und Kommunikations-Technologien herzustellen bzw. vorhandene Wissensbestände mit einem „Update" aufzufrischen. Auch das Prestige, welches mit der Nutzung von Computern, Internet und digitalen Kommunikationsmedien innerhalb der Familie oder des Freundeskreises verbunden ist, nährt das Interesse an den bisher unbenutzten „Maschinen". Durch die Abwesenheit von Überforderung oder akuter Bedrohungen der Selbstständigkeit ähnelt diese Gruppe den präventiv Interessierten. Zu den *nachholenden Modernisierern* zählen außerdem die *Sparsamen* und die *Bequemen*. Allerdings unterscheidet sie das Motiv des Beratungswunsches: Die *Sparsamen* haben etwa davon gehört oder gelesen, dass man z.B. durch Smart Home-Installationen Heizkosten senken kann oder durch die Nutzung von Messengerdiensten SMS-Gebühren vermeiden könne. Technologische Lösungen sind für sie Sparschweine, die ihnen helfen sollen, Ausgaben zu drosseln. Das Alter oder das Altwerden spielt für sie keine Rolle. Das gilt auch für die *Bequemen*, die moderner Technik aufgeschlossen gegenüberstehen, weil sie Möglichkeiten zur Steigerung der Lebensqualität und des Wohnkomforts bietet.

Der Wunsch nach nachholender Modernisierung liegt zu den übrigen Zielgruppen quer und erfasst einen breiten Querschnitt von Personen, die primär auch einer anderen Zielgruppe zugeordnet werden können.

Betreuende Angehörige und informell Pflegende sind in der aktiven Sorge um Personen aus der Gruppe von Menschen mit Unterstützungsbedarf engagiert. Sie suchen die Technikberatung in der Regel mit konkreten Anliegen aus der Betreuungspraxis auf, erwarten eine kurzfristige Unterstützung durch assistive Technologien und sind deshalb im Rahmen einer erweiterten Berater-Klienten-Beziehung systematisch zu berücksichtigen.

Die *Gruppe der professionell Pflegenden* umfasst Mitarbeiter/innen ambulanter Pflegedienste und stationärer Einrichtungen der Altenpflege. Im Rahmen der Weiterbildung sind sie eine wesentliche Zielgruppe des Wissenstransfers, um einerseits ihren Arbeitsalltag durch technische Unterstützung zu erleichtern und sie andererseits für kompetente Empfehlungen zu bedarfsgerechten, assistiven Technologien für Menschen mit Unterstützungsbedarf sowie betreuende Angehörige und informell Pflegende zu ertüchtigen.

Dieser letzte Aspekt kennzeichnet auch die Zielgruppe der *Multiplikatoren innerhalb der Peergroup (Alterspioniere)*. Diese umfasst zum einen technisch interessierte Seniorinnen und Senioren, die als Rollenvorbilder und Meinungsbildner ihr Wissen über technische Entwicklungen, deren alltäglichen Nutzen und deren Bedienung an Altersgenoss/innen weitergeben und bei Fragen mit ihrer Lösungskompetenz zur Verfügung stehen. Zum anderen können auch Menschen mit eingeschränkter technischer Kompetenz als Multiplikatoren wirksam werden, indem sie mit dem Einverständnis zur Publikation ihres persönlichen Beispiels Altersgenoss/innen zur Nutzung unterstützender Technologien oder von IKT-Geräten anregen.

Ein weites Feld decken die *Multiplikatoren unter professionellen Dienstleistern und Netzwerkpartnern* ab. Im Kern geht es in der Zusammenarbeit mit dieser Zielgruppe um den Kompetenztransfer zu professionellen Ratgeberstrukturen, die von älteren Menschen in technischen Fragen konsultiert werden, z.B. der klassische Fachhandel oder Anlaufstellen für Wohn-, Sozial- und Pflegeberatung. Darüber hinaus sind Unternehmen der Finanzwirtschaft und Wohnungswirtschaft wichtige Partner, die mit der altersgerechten Gestaltung der Wohnungen und des Wohnumfeldes sowie der Möglichkeit zur Digitalisierung der Wohnungsbestände eine Schlüsselstellung einnehmen. Auch die Zusammenarbeit mit Haus- und Fachärzt/innen fällt in dieses Segment. In Analogie zu Erfahrungen aus dem Bereich der Gesundheitskommunikation für schwer erreichbare Zielgruppen ist anzunehmen, dass ärztliche Empfehlungen zum Aufsuchen der Senioren-Technikberatung besonders für Menschen mit Unterstützungsbedarf sowie betreuende Angehörige und informell Pflegende hohen motivationalen Wert haben und einen wichtigen Beitrag zur Etablierung, Umsetzung und Beibehaltung von Nutzungsroutinen leisten können.

Durch die Zusammenarbeit mit *Entwicklern und Produzenten technischer Assistenzsysteme* leistet kommunale Senioren-Technikberatung einen wesentlichen Beitrag zur Adaptionsfähigkeit technischer Systeme an soziale Bedarfslagen und verbessert so die Voraussetzung dafür, dass die Potenziale technischer Unterstützung in der Lebenswelt verankert werden.

Abschließend sollen noch drei Dinge bemerkt werden. Erstens können die Interessen der einzelnen Zielgruppen mit Konfliktpotenzial aufgeladen sein. So ist es denkbar, dass ein älterer Mensch mit Unterstützungsbedarf dank technischer Unterstützung am Leben in der eigenen Häuslichkeit festhalten will, seine pflegenden Angehörigen sich aber außerstande sehen, die notwendige Betreuungsintensität aufzubringen. Auch sind Auseinandersetzungen mit Kostenträgern wie Kranken- oder Pflegekassen über die Finanzierung assistiver Technologien denkbar, wenn Menschen mit Unterstützungsbedarf oder informell Pflegende entsprechende Gerätschaften in den Alltag integrieren, diese aber nicht allein bezahlen möchten.

Zweitens hat die Separierung der Zielgruppen vorwiegend analytischen Charakter und dient so der Spezifizierung des Beratungsangebotes sowie der Etablierung eines gegenstandsangemessenen Kommunikationskonzeptes. Nimmt man die – später ausführlich vorgestellte – These vom funktionalen Alter(n) ernst, laufen in den konkreten Biografien älterer Menschen Funktionsbereiche mit Unterstützungsbedarf neben Lebensfeldern der kompetenten Alltagsbewältigung parallel. Insofern scheint es drittens immer geraten, in der Senioren-Technikberatung weder das chronologische Alter noch die Hilfebedürftigkeit in den Vordergrund zu stellen, sondern die Kompetenzen der Zielgruppen und den Beitrag assistiver Technologien zu deren Stärkung und Aktivierung.

Weiterführende Literatur

BMG – Bundesministerium für Gesundheit (2013): Abschlussbericht zur Studie Unterstützung Pflegebedürftiger durch technische Assistenzsysteme, vorgelegt von der VDI/VDE Innovation + Technik GmbH und der IEGUS – Institut für Europäische Gesundheits- und Sozialwirtschaft GmbH, http://www.vdivde-it.de/publikationen/studien/unterstuetzung-pflegebeduerftiger-durch-technische-assistenzsysteme (6. Mai 2016).

Heinecker, Paula/Leopold, Christian/Pohlmann, Stefan (2013): Zielgruppen der Alte(n)sberatung, in: Pohlmann, Stefan (Hrsg.): Gut beraten. Forschungsbeiträge für eine alternde Gesellschaft, Wiesbaden, S. 123–145.

Reifegerste, Doreen (2014): Gesundheitskommunikation für schwer erreichbare Zielgruppen, in: Handbuch Gesundheitskommunikation, Bern, S. 170–181.

3.3 Ethische Herausforderungen für die Technikberatung

Der Einsatz assistiver Technologien zur Unterstützung älterer Menschen dient häufig dem Zweck, bestehende Risiken in der Alltagsbewältigung zu minimieren und so einen Gewinn an Sicherheit zu erzielen. Dieses Sicherheitsplus kann die Grundlage für die Fortsetzung einer selbstständigen Lebensführung sein oder Pflegende von der Sorge um potenzielle Unfallgefahren entlasten.

Doch Sicherheit hat ihren Preis und geht nicht selten zulasten der Freiheit. Möchten Sie, dass Sensoren jeden Schritt in Ihrer Wohnung überwachen oder ein Alarm ertönt, sobald Sie die Tür öffnen? Senioren-Technikberatung muss die Ambivalenz zwischen erwünschten Hilfestellungen und den damit einhergehenden Souveränitätsverlusten aufseiten der betreuten Personen reflektieren. Einschlägig sind vor allem Aspekte der Menschenwürde, Fragen des Datenschutzes und der informationellen Selbstbestimmung sowie eine realistische Einschätzung der Folgen des Technikeinsatzes.

Seriöse Beratungsstellen nehmen diese Fragen nicht nur ernst, sondern bringen sie gegenüber Ratsuchenden aktiv zur Sprache. Sie stellen die notwendigen Informationen in geeigneter Art und Weise zur Verfügung, weil Klient/innen ohne dieses Hintergrundwissen kaum in der Lage sein dürften, eine abgewogene Entscheidung zu treffen.

Auch pflegebedürftige Personen genießen den grundgesetzlich abgesicherten Schutz ihrer Würde und ihrer Freiheit. Auch in der Pflegeversicherung ist das Selbstbestimmungsrecht des Pflegebedürftigen Ausgangs- und Zielpunkt der gewährten Hilfen (§ 2 Elftes Buch Sozialgesetzbuch [SGB XI]). Mögliche Einschränkungen dieser unaufgebbaren Persönlichkeitsrechte, die im Zusammenhang mit der Betreuung älterer Menschen im stationären Bereich als „freiheitseinschränkende Maßnahmen" (§ 1906 Bürgerliches Gesetzbuch [BGB]) bekannt sind, werden nur in einem engen rechtlichen Rahmen gestattet und müssen auf der Einwilligung der betroffenen Person, ihres Betreuers/ihrer Betreuerin oder der Anordnung eines Richters/einer Richterin beruhen. Auch wenn mögliche Freiheitseinschränkungen in der häuslichen Betreuung durch pflegende Angehörige bisher eine soziale und juristische Grauzone darstellen, besitzt das Verhältnis von Sicherheit und Freiheit in diesem Bereich allein deshalb eine hohe Relevanz, weil zwei Drittel aller pflegebedürftigen Personen in der eigenen Wohnung leben.

Eine dafür typische Situation ist z.B. die Überwachung der Tür, die ein unbemerktes Verlassen der Wohnung durch einen demenzerkrankten Menschen mit Lauftendenz verhindern soll. Dabei kann das Öffnen einer Wohnungstür durch ganz unterschiedliche Utensilien signalisiert werden. Ein Windspiel an der Tür erfüllt diese Funktion ebenso wie eine Trittmatte vor der Schwelle, die bei der Berührung mit dem Fuß einen stillen Alarm auslöst. AAL- und Smart Home-Systeme bieten für diese Gelegenheit Türsensoren an, die das Öffnen der Tür an eine Hauszentrale melden, die wiederum eine Nachricht auf das Smartphone der betreuenden Person sendet. Natürlich können auch bildgebende Anwendungen wie IP-Kameras oder Baby-Phones für die Überwachung der Tür eingesetzt werden.

Zwar ist die Information „Tür geöffnet" an sich wertfrei und stellt an sich noch keine Einschränkung der Freiheitsrechte dar. Doch durch den Kontext der durch sie ausgelösten Handlungen wird sie zu einer möglichen Bedrohung der persönlichen Würde hilfebedürftiger Personen.

Wird die Information nur als Wissen darüber abgelegt, dass die Person das Zimmer oder die Wohnung verlassen will/hat, ist dies vollkommen unbedenklich. Dies gilt auch für das Angebot einer Begleitung, die Frage nach dem wahrscheinlichen Ziel oder den Versuch, eine Verabredung über die Zeit der ungefähren Rückkehr zu treffen. In diesen Fällen wahrt Technik die Balance zwischen Freiheit und Sicherheit. Die technischen Einrichtungen entlasten Betreuende, die nun nicht mehr ständig nach den Umsorgten schauen müssen, und machen andere Maßnahmen obsolet, die das Etikett Freiheitseinschränkung ganz sicher verdienen würden: z.B. das Anbringen eines schwer zu bedienenden Türknaufs oder gar das Verschließen der Tür.

Werden die technischen Systeme hingegen für die Unterdrückung des Bewegungsdranges eingesetzt und die Informationen dazu verwendet, den Menschen direkt wieder „einzufangen" und zurück ins Zimmer oder das Bett zu bringen, dann ersetzen Windspiel, Trittmatte oder Sensoren zwar das Abschließen der Tür, sind aber genauso freiheitseinschränkende Maßnahmen. Das Gleichgewicht zwischen Freiheit und Sicherheit ist gestört. Dabei sollten Senioren-Technikberater/innen insbesondere gegenüber ratsuchenden Angehörigen deutlich aussprechen, dass Freiheitsbeschränkungen auch dann vorliegen, wenn sie in der häuslichen Umgebung der gut gemeinten Sorge um den Pflegebedürftigen entspringen. Unterstützungsbedürftige Menschen – auch Menschen mit kognitiven Einschränkungen – besitzen das Recht auf Privatsphäre, haben das Recht, Hilfe abzulehnen, und dürfen in der Ausübung ihrer Willensfreiheit persönliche Lebensrisiken eingehen.

Eine Senioren-Technikberatung ist selbst gut beraten, wenn sie einen engen Kontakt zu den zuständigen Richter/innen beim Betreuungsgericht pflegt. Dort werden freiheitseinschränkende Maßnahmen beantragt und, wenn notwendig, genehmigt. Das Gericht klärt, ob es diese Maßnahmen, also auch den Einsatz einer bestimmten Technologie, für notwendig hält.

Ein Beispiel aus der Beratungspraxis soll das Vorgehen verdeutlichen. Die Initialanfrage für ein GPS-Ortungsgerät in Form einer Uhr – die der bevorzugte Alltagsgegenstand der betreuten Person war – kam, wie üblich, von einer Angehörigen. Diese schilderte, dass der zu Betreuende häufig unterwegs sei, dabei auch gelegentlich öffentliche Verkehrsmittel nutze und dann teilweise tagelang verschwunden sei. Dies sei eine große Belastung für die Familie, psychisch, aber auch finanziell, denn nach dem Aufgreifen wurden regelmäßig größere Summen fällig, mit denen nachträglich das „Schwarzfahren" oder die Erstversorgung mit Lebensmitteln finanziert werden mussten.

Um dem Problem zu begegnen, wollten die Angehörigen den Standort des Betreuten bei Bedarf prüfen können. Der Betroffene, so die Angehörigen weiter, trage immer eine Uhr bei sich, ein Handy akzeptiere er aber nicht. Nach technischen und finanziellen Kriterien war schnell eine Lösung hierfür gefunden. Der ethisch sensible Punkt in unserer Beratung lag nun darin, ob der zu Betreuende erstens darüber informiert werden sollte, dass die neue Uhr neben der Uhrzeit auch die Koordinaten seiner Position offenbare, und ob es ihm zweitens ermöglicht werden müsste, die Uhr abzuschalten oder abzulegen. In Absprache mit dem Gericht wurde für die Nutzung dieser Uhr entschieden, dass der Betroffene zum einen über die Ortungsfunktion informiert werden sollte und ihm weiterhin die Möglichkeit zu geben sei, die Uhr selbstständig abzuschalten oder abzulegen. Nach Meinung des Gerichts liege bei Erfüllung dieser Bedingungen keine Freiheitseinschränkung vor. Durch den Einsatz der Technik bleibe die Freiheit des Uhrenträgers erhalten, sich auch ohne Begleitung bewegen zu können. Andere Maßnahmen, die möglicherweise seine Freiheit sogar mehr eingeschränkt hätten, müssten so nicht zum Einsatz kommen.

Belange des Datenschutzes, der Datensicherheit und das Recht auf informationelle Selbstbestimmung sind weitere sensible Themenfelder der Senioren-Technikberatung. Dies betrifft insbesondere assistive Technologien, die Nutzerdaten sammeln, speichern und an Dritte weiterleiten. So funktionieren internetbasierte

Notrufsysteme auf der Basis individueller Nutzerprofile, die den gewöhnlichen Ablauf täglicher Gewohnheiten erfassen und diese Informationen als Matrix nutzen, nach der Abweichungen als Gefahrensituationen interpretiert werden. Diese Nutzerprofile können Angehörigen aber auch unbekannten Fremden, z.B. Mitarbeitern des Dienstanbieters, Einblicke in den geschützten Bereich des Privaten gewähren. Während die besorgten Angehörigen sehr interessiert an einer Überwachungslösung der Vitalfunktionen für das Schlafzimmer der Großmutter sein können, um zu sehen, ob es ihr „gut geht" und sie morgens wach geworden ist, mag diese das ganz anders sehen und eine Überwachung ihrer Bettaktivitäten und das Einbüßen ihrer Privatsphäre in diesem Bereich gar nicht akzeptieren wollen (vgl. Kapitel 5.5).

Diese Punkte sollten in der Beratung diskutiert und gegen die Vorteile des Systems abgewogen werden. Je komplexer die eingesetzte Informations- und Kommunikationstechnologie sowie die möglicherweise in die Wohnung eingebaute Sensorik sind, desto größer ist die Herausforderung an die Beratenden. Sie sollten sich deshalb genau über möglicherweise zum Einsatz gelangende Systeme informieren, um ihrerseits Ratsuchende informieren zu können. Relevante Fragen sind,

- ob tatsächlich nur so viele Daten erhoben werden, wie notwendig sind (Datensparsamkeit),
- ob die Speicherung der Daten sachlich und zeitlich an die Leistungserbringung gekoppelt ist (Datenspeicherung),
- ob eindeutig geklärt ist, wer zu welchem Zeitpunkt welche Daten erhebt und was mit ihnen geschieht (Datentransparenz),
- ob der Nutzer die korrekte Speicherung und Verwendung der Daten kontrollieren kann (Datensouveränität),
- ob eine sichere Übertragung und Speicherung der Daten sichergestellt ist.

Potentiellen Nutzer/innen sollte empfohlen werden, mit Anbietern entsprechender Dienstleistungen konkrete Festlegungen zu diesen Aspekten zu vereinbaren. Sollten die Kompetenzen der Senioren-Technikberater/innen für eine Klärung datenschutzrechtlicher Sachverhalte nicht ausreichen, können auch die Datenschutzbeauftragten in die Beantwortung von Fragen Ratsuchender einbezogen werden.

Letztlich sollte sich Senioren-Technikberatung nicht vor der Aufgabe drücken, mögliche Folgen einer – von Klient/innen angestrebten – Einführung technischer Innovationen zu gewichten. Auch wenn es letztlich der freien Entscheidung der

Ratsuchenden überlassen bleibt, sollten Bedenken geäußert werden, wenn die Fähigkeiten der Klient/innen nicht ausreichen, um die mit der Technik verbundenen Gefahrenpotenziale im Zaum zu halten. Denn sonst geriete Techniknutzung schnell zum Risiko.

Ein plastisches Beispiel dafür sind seniorenfreundliche Bedienoberflächen für Tablet-Computer oder Smartphones: Ohne Zweifel erleichtern sie auch unerfahrenen Nutzer/innen den Einstieg in den virtuellen Raum digitaler Kommunikation und des World Wide Web. Doch dies ist nur die halbe Wahrheit, denn große Symbole oder vereinfachte Kachelstrukturen auf dem Display können die Nutzungsroutinen nicht ersetzen, ohne deren Kenntnis sich auch Senior/innen bereits nach kurzer Zeit hilflos im Internet verstricken werden. Umsichtige Berater/innen raten von der Nutzung des Internets ab, wenn sie während des Beratungsprozesses feststellen, dass die Klient/innen zwar guten Willens sind, Neues zu lernen, aber in ihrem sozialen Umfeld keine Möglichkeit besteht, diesen Lernprozess zu unterstützen. Senior/innen, die elektronische Lockangebote nicht von seriösen E-Mails unterscheiden können, sind kein Gewinn für die digitale Gesellschaft, sondern einfache Opfer für Nepper, Schlepper, Bauernfänger. Das muss in der Beratung mitgedacht werden!

Weiterführende Literatur

Bayerisches Staatsministerium für Gesundheit und Pflege (2015): Eure Sorge fesselt mich. Alternativen zu freiheitsentziehenden Maßnahmen in der Pflege.

BMG – Bundesministerium für Gesundheit (2013): Abschlussbericht zur Studie Unterstützung Pflegebedürftiger durch technische Assistenzsysteme, vorgelegt von der VDI/VDE Innovation + Technik GmbH und der IEGUS – Institut für Europäische Gesundheits- und Sozialwirtschaft GmbH. http://www.vdivde-it.de/publikationen/studien/unterstuetzung-pflegebeduerftiger-durch-technische-assistenzsysteme (6. Mai 2016).

Hochschule Hannover (2015): Beratungsleitfaden zu ELSI-Themen in der Beratung zu altersgerechten Assistenzsystemen (insbesondere Kapitel 4, 6 und 7).

Weinhold, Kathy/Kupfer, Annett/Nestmann, Frank (2014): Ergebnisse einer empirischen Untersuchung zur Bedeutung sozialer Einflussfaktoren auf Zustandekommen, Verlauf und Wirkung sozialpädagogischer und psychosozialer Beratungsprozesse, in: Bauer, Petra/Weinhardt, Marc (Hrsg.): Perspektiven sozialpädagogischer Beratung, Weinheim/Basel, S. 286–309.

Zwicker-Pelzer, Renate (2014): Beratung von Familien im Kontext von Alter und Pflegebedürftigkeit, in: Bauer, Petra/Weinhardt, Marc (Hrsg.): Perspektiven sozialpädagogischer Beratung, Weinheim/Basel, S. 47–64.

4. Eine Senioren-Technikberatung aufbauen

4.1 Die Beratungsstelle als Teil eines Netzwerkes

In vielen Regionen der Bundesrepublik widmen sich Kommunen, Wohlfahrtsverbände, die Gesundheits- und Sozialwirtschaft sowie Institutionen wie die Kranken- und Pflegekassen der lebenslagenbezogenen Beratung älterer Menschen. Die zunehmende Diversifizierung in der Bevölkerungsgruppe der Senior/innen schleift hinter sich einen weitverzweigten Informations- und Problemlösungsbedarf her, worauf mit einer Vielzahl an unterschiedlichen Angeboten der Alten-, Patienten-, Wohn-, Pflege- und Angehörigenberatung geantwortet wird. Die Angebote liegen zwar sowohl quantitativ als auch qualitativ auf sehr unterschiedlichem Niveau, abhängig von der Gesetzgebung der Länder, den Beratungstraditionen in den Kreisen und Städten, den finanziellen Spielräumen oder dem Engagement Ehrenamtlicher. Allgemein lässt sich aber festhalten, dass die Senioren-Technikberatung als neues Mitglied einem gut eingespielten Ensemble beitritt.

Es wäre vermessen und falsch zu behaupten, dass Technik bisher außen vor gewesen wäre. Als Querschnittsthema taucht technische Assistenz, meistens in der Gestalt klassischer Hilfsmittel, in vielen Beratungssituationen auf. In § 7a SGB XI ist sogar gesetzlich verankert, dass Pflegeberatung „individuelle Beratung und Hilfestellung (...) bei der Auswahl und Inanspruchnahme von bundes- und landesrechtlich vorgesehenen Sozialleistungen sowie sonstigen Hilfeangeboten" im Rahmen eines umfassenden Fallmanagements leisten soll. Technische Unterstützung in einer Pflegesituation oder Gerätschaften, mit denen die Nutzer/innen Grade der Selbstständigkeit zurückerobern können, zählen zu solchen „sonstigen Unterstützungsangeboten" und sind daher durch den gesetzlichen Auftrag gedeckt. Dies gilt auch für die kommunalen Wohnberatungsstellen, die im Sinne einer umfassenden Versorgung der Verwirklichung des Leitsatzes „ambulant vor stationär" entgegenarbeiten. Weitere Akteure wie Krankenhaussozialarbeiter/innen, Mitarbeiter/innen der Kurzzeitpflege, Ergo-, Logo- und Physio-Therapeut/innen haben ebenfalls ein Interesse an einer hohen eigenen Beratungsqualität und empfehlen ihren Kundinnen und Kunden technische Lösungsmöglichkeiten, soweit diese bekannt sind.

Wenn Technik für die Protagonisten der Altenhilfe bereits ein vertrautes Thema ist, welchen Beitrag kann dann Senioren-Technikberatung noch leisten? Wir denken, dass Technikberatung als Netzwerk-Player in mindestens drei Bereichen die kommunale Altenarbeit qualitativ voranbringt.

Der erste Bereich ist der – sonst von niemandem leistbare – Wissenstransfer zu den anderen Ratgebern. Im Projekt „Kommunale Beratungsstellen" haben wir die überraschende Erfahrung gemacht, dass Profis, die tagtäglich mit älteren Menschen, deren Wünschen und deren Sorgen zu tun haben, zwar unterstützende Technik kennen, deren Weiterentwicklung aber nicht konsequent verfolgen (können) und von einem Marktüberblick weit entfernt sind. Das Ergebnis sind Wissenslücken, die für die betroffenen Klient/innen vermeidbares individuelles Leid und Unselbstständigkeit verstetigen und auf der gesellschaftlichen Ebene unnötige Kosten verursachen.

Dies bezieht sich keineswegs nur auf die Hightech-Entwicklung, wie wir bei Weiterbildungsveranstaltungen für Mitarbeiter/innen ambulanter Pflegedienste oder für Pflegeberater/innen von Pflegekassen feststellen mussten. Auch bei Hausärzt/innen kann nicht vorausgesetzt werden, dass ein gängiges Produkt wie z.B. ein höhenverstellbarer Lattenrost bekannt ist, weshalb Arthrose-Patient/innen dazu nicht beraten und die Geräte – obwohl auf ärztliche Verordnung erhältlich – auch nicht verschrieben werden. Es ist im Sinne des Beratungsideals „aus einer Hand" geradezu notwendig, die Ratgeber lebensälterer Menschen weiterzubilden. Die Möglichkeit, die Situation aus unterschiedlichen Perspektiven zu betrachten, bereichert die Beratungskompetenzen – vor allem bei Themen, die nicht ursprünglich den Technik-Themen zugeordnet würden.

Der Wissenstransfer sollte auch nicht auf den sozialen oder pflegerisch-medizinischen Bereich beschränkt sein: So sind die Unternehmen der Wohnungswirtschaft für ältere, aber nicht pflegebedürftige Mieter/innen häufig die einzigen Ansprechpartner, wenn es darum geht, den Lebensraum durch die Beseitigung von Barrieren mit den Bedürfnissen des Alters in Einklang zu bringen. Deshalb lohnt es, auch den Mitarbeiter/innen aus der Wohnungswirtschaft regelmäßig neue technische Entwicklungen vorzustellen. Denn ein Mieter, der sich ein barrierefreies Bad wünscht, hat vielleicht auch Interesse an einer Klingelverstärkung, einem sprechenden Wecker oder einem Nachtlicht mit Bewegungssensor, der die häusliche Unfallgefahr senken kann.

Es gibt also durchaus die soziale und finanzielle Notwendigkeit, ein geeignetes Weiterbildungsinstrument vorzuhalten, welches die verfügbaren Lösungsoptionen für technische Assistenz periodisch in die breit gefächerte Ratgeberstruktur einspeist, sodass auch institutionell „technikfremde" Berater/innen aktuelle technische Möglichkeiten für den Erhalt der Lebensqualität älterer Klient/innen mitdenken können. Nichts eignet sich dafür besser als eine Fachstelle für Senioren-Technikberatung.

Zweitens ist die Technikexpertise auch im Rahmen eines komplexen Fallmanagements für Klient/innen gefragt. So können Ratsuchende mit ihrem Einverständnis von anderen Ansprechpartnern wie der Pflegeberatung oder dem Hausarzt an die Technikberatungsstelle weitervermittelt werden. Technikberatung kommt so als Zusatzkomponente in direkter Interaktion mit den Klient/innen ins Spiel.

Diese Möglichkeit macht in vielen Fällen Technikberatung erst wahrscheinlich, da sie primäre Ratgeber – z.B. die Mitarbeiter/innen eines ambulanten Pflegedienstes – von der Beratungsverantwortung und den oftmals gescheuten Beratungsfolgen entlastet. Denn der Mehraufwand, den ältere Klient/innen z.B. durch Nachfragen zur Funktionsweise technischer Geräte oder das Trainieren von Bedienungsroutinen verursachen, wird kaum durch Verkaufsprovisionen oder die Entgelte in einer eng getakteten Pflegeversorgung abgedeckt und wirkt daher als betriebswirtschaftliche Barriere. Das demotiviert besonders Unternehmen und Mitarbeiter/innen der Pflegewirtschaft, die täglich eng an der unterstützungsbedürftigen Klientel tätig sind und eigentlich die natürlichen Promotoren für technische Assistenz wären. Könnten aber Pflegekräfte ihren Klient/innen eine ortsnahe Senioren-Technikberatung empfehlen, würde dieser schwere Hemmschuh entfallen.

Letztlich und drittens kann Senioren-Technikberatung selbst als Eintrittsbereich für ratsuchende Senior/innen zu einer vernetzten Beratung fungieren. So bietet die Technikberatung über positiv besetzte Themen des Kompetenzaufbaus den Einstieg, der anderen Beratungsstellen – die erst bei nicht mehr zu kompensierenden Schwierigkeiten kontaktiert werden – verschlossen ist. Damit wäre es möglich, Senior/innen, die sich ursprünglich für die Bedienung von Smartphones interessieren, bei identifizierten Defiziten, quasi „nebenbei" weiterführend zu beraten und so prophylaktisch einer Eskalation der defizitären Entwicklung entgegenzuwirken. In der Zusammenarbeit mit anderen Fachberatungsstellen können demzufolge frühzeitig Verlustdynamiken abgebremst werden.

Halten wir zusammenfassend fest: Senioren-Technikberatung als vernetzter Partner kann einen originären Beitrag für die lebenslagenorientierte Beratung älterer Menschen erbringen. Als „Technikexperte" bringt sie innovative Lösungsoptionen ein, entlastet andere Netzwerk-Player von technikzentrierten Leistungen und schafft dem Beratungsnetzwerk einen frühen und defizitunabhängigen Zugang zu älteren Menschen.

Weiterführende Literatur

Großmaß, Ruth (2014): Interdisziplinarität in der Beratung, in: Bauer, Petra/ Weinhardt, Marc (Hrsg.): Perspektiven sozialpädagogischer Beratung, Weinheim/Basel, S. 162–178.

Selbstbestimmt Leben – Gemeinsam Teilhabe ermöglichen. Landesförderplan „Alter und Pflege" des Landes Nordrhein-Westfalen 2016-2017 gemäß §19 APG NRW, http://docplayer.org/15166561-Selbstbestimmt-leben-gemeinsam-teilhabe-ermoeglichen.html (22. März 2016).

4.2 Die unmittelbare Vorbereitungsphase

Jetzt geht es los! Bevor die Berater/innen den ersten Besuch empfangen, müssen noch einige Dinge erledigt werden. Z.B. brauchen wir einen Namen! Die Bezeichnung soll eine klare Identifikation des Auftrages und der Tätigkeit ermöglichen und die Beratungsstelle von anderen Angeboten unterscheidbar machen. Insofern ist der Name eine Marke und sollte nicht leichtfertig gewählt werden.

Im Namen einer Beratungsstelle können die Zielgruppe, das Beratungsthema oder beides zusammen im Vordergrund stehen, ergänzt um ein Beratungskonzept bzw. die anbietende Organisation. Beispiele wären „Seniorenberatung" (Zielgruppe), „Technikberatung" (Beratungsthema), „Senioren-Technikberatung" (beides zusammen) oder ergänzt um die anbietende Organisation: „Kommunale Senioren-Technikberatung". Aber klingt das, aus der Perspektive möglicher Klient/innen, attraktiv? Wen lockt das mit welchen Erwartungen an?

Hat man die im vorangegangenen Kapitel definierten Zielgruppen der Senioren-Technikberatung im Kopf, wird auch klar, dass der Adressatenkreis sehr groß ist und nicht klar umrissen werden kann. Es zeigt sich, dass das Herausheben *einer* Zielgruppe in der Namensgebung deshalb mit einer inhaltlichen Vorentscheidung verbunden sein kann, die man später vielleicht bereuen würde.

Vorsicht sollte man außerdem auch bei der Verwendung des Begriffes „Alter" walten lassen. Aufgrund der negativen Assoziationen, die gerade ältere Menschen mit dieser biografischen Zustandsbeschreibung verbinden, könnten bereits mit der Bezeichnung vermeidbare Widerstände und eine ablehnenden Haltung gegenüber der Beratungsstelle provoziert werden. Der Schwierigkeitsgrad steigt noch, weil nach weitverbreiteter Meinung „Alter und Technik" eher als „komisches Pärchen" gelten.

Wenn aber „Technik", „Senioren" und „Alter" allein nicht funktionieren, wovon kann man sich dann auf der Suche nach einem ansprechenden und gleichzeitig werbewirksamen Namen leiten lassen? Eine Hilfe können zwei Fragen sein, die als roter Faden die ersten Schritte des neuen Beratungsangebotes begleiten: „Was soll im Vordergrund stehen?" und: „Worin besteht der Mehrwert für unsere Klient/innen?"

4.3 Inhalte stehen im Vordergrund

Die Aufgabe ist klar: Technikberatung soll von anderen Angeboten unterscheidbar sein, aber dennoch als Teil des Ganzen wirken. Es geht also nicht um Konkurrenz, sondern um eine sinnvolle Ergänzung der örtlichen Ratgeberstruktur durch einen besonderen technischen Akzent. Im Zentrum der Überlegungen stehen die technischen Inhalte, nicht der Aufbau neuer Strukturen. Namen und Inhalte des Beratungsangebotes sollen dies zum Ausdruck bringen.

Deshalb sind die Namensfindung und das Setzen inhaltlicher Schwerpunkte Netzwerkarbeit, welche die bekannten Akteure der „Seniorenszene" und Mitarbeiter/innen anderer Beratungsstellen einbinden muss. So ergeben sich bereits vor der Eröffnung erste Multiplikatoreffekte, denn die „Platzhirsche" finden Gelegenheit, den „Neuankömmling" Technikberatung zu „beschnuppern", sich mit den Chancen technischer Unterstützung bekannt zu machen und Synergien zum eigenen Beratungsangebot zu entdecken.

Durch die Partizipation vorhandener Akteure wird in diesem Kontext frühzeitig eine Konkurrenz vermieden, Befürchtungen können ausgeräumt werden und es wächst von Beginn an eine hohe Bekanntheit. Außerdem erhöht sich gerade durch das aktive Einbeziehen relevanter Akteure die Identifikation vor Ort und es können – ganz wesentlich – teure Doppelstrukturen vermieden werden.

Vielleicht stellt sich in dieser Vorbereitungsphase sogar heraus, dass es eine bestehende Beratungsstelle, z.B. die Wohnberatung gibt, die technische Assistenz originär für ihr Themenfeld reklamiert und Technikberatung daher mit offenen Armen empfängt. Dann wäre die Schaffung einer eigenen Technik-Anlaufstelle gar nicht notwendig, weil das Aufstocken der Wohnberatung um einen Technik-Experten die effektivere Variante wäre. Halten wir also fest, dass vor der Taufe der Beratungsstelle die organisatorische Angliederung und die sich daraus ergebenden Inhalte geklärt sein müssen. Nur dann kann ein Name gefunden werden, der passt und für potentielle Klient/innen eine hilfreiche Orientierung sein wird.

Sollte nämlich die Angliederung an eine bestehende Pflegeberatung möglich sein, so wird sich allein wegen der Häufigkeit der Pflegethematik und der kollegialen Beratung der Mitarbeitenden der Technikschwerpunkt zu Produkten aus dem Bereich Pflegeunterstützung und Alltags-Hilfsmittel verschieben. Wiederum wird eine Technikberatungsstelle, die dem allgemeinen Seniorenbüro mit Kultur- und Bildungsangeboten angeschlossen ist, weniger mit Pflege und mehr mit der Vermittlung von allgemeinen Nutzungskompetenzen zu tun haben. Beratungsstellen, die bei der (kommunalen) Wohnungswirtschaft und/oder Wohnberatung angesiedelt sind, beackern dann eher den Bereich Wohnumfeld. Die „Mutter"-Beratungsstelle prägt den inhaltlichen Charakter ihrer Technik-„Tochter". Diese Fokussierung sollte der Name auch zum Ausdruck bringen, um bei älteren Menschen keine falschen Erwartungen zu wecken.

Wenn sich die Verantwortlichen in der Kommune aber gegen eine organisatorische und räumliche Angliederung an eine bestehende Beratungsstelle entscheiden, so ist eine Mischung aus Anfragen zu technischer Assistenz bei Pflege, Mobilität oder Wohnen und der Vermittlung von allgemeiner Technikkompetenz vorhersehbar. Entsprechend unspezifisch sollte dann der Name sein. Dem Bundesprogramm „Kommunale Beratungsstellen – Besser leben im Alter durch Technik" ist es gut gelungen, diese allgemeine Zuständigkeit im Namen einzufangen. In dem Versprechen des „besseren Lebens" scheint die zweite maßgebliche Dimension auf: der vermutete Nutzen aus der Perspektive der Klient/innen.

4.4 Der Mehrwert für Klient/innen

Der Volksmund sagt, dass jeder alt werden will, aber keiner alt sein möchte. Ein langes Leben gilt als erstrebenswert, doch die Beschwernisse des hohen Alters, die zunehmende Anfälligkeit für (chronische) Krankheiten, die Verkürzung des Aktivitätsradius bis hin zu der umfassenden Hilfebedürftigkeit eines Pflegefalls gelten vielen, besonders älteren Menschen als eine „Horrorvision". Die Parole lautet: „Alt werden und dabei jung bleiben!"

Für ältere Menschen bieten daher jene Beratungsangebote einen attraktiven Mehrwert, welche gefürchtete Altersphänomene wie Unselbstständigkeit oder Immobilität zurückdrängen und es ermöglichen, den Lebensstil der „Junggebliebenen" fortzuführen oder „verlorenes Terrain" zurückzugewinnen.

Für eine Technikberatungsstelle sind dies keine schlechten Voraussetzungen, denn moderne Technik gilt von jeher als Domäne der Jugend. Im Gegensatz zu Wohn-, Sozial- oder Pflegeberatung, die den Hilfebedarf quasi im Namen mitführen, kann Technikberatung direkt mit dem positiven Image ihres Gegenstandsbereiches auftrumpfen.

Suchen Bürger/innen die Pflegeberatung auf, kommen die klassischen Aspekte eines negativen Altersbildes auf den Tisch: Unterstützungsbedarf, Krankheit und mangelnde Selbstständigkeit. Niemand beschäftigt sich gern damit und solange es geht, macht man um Pflege und Pflegeberatung einen weiten Bogen.

Im Gegensatz dazu setzt Technikberatung stärker auf den lebensbejahenden Aha-Effekt. Technikberatung greift über die unmittelbare Kompensation von Defiziten hinaus und sichert die selbstständige Lebensführung durch das Heben neuer oder verschütteter Potenziale. Das erfolgreiche Erlernen neuer Routinen, wie die Bedienung von Unterhaltungselektronik über einen berührungssensiblen Bildschirm oder das Schreiben von Kurznachrichten auf dem Smartphone, stärkt das Vertrauen in die eigenen Fähigkeiten, vermittelt Selbstbewusstsein und das gute Gefühl, „dazu zu gehören". Techniknutzung und die Kompetenzvermittlung durch Technikberatung erlauben es den älteren Nutzer/innen, subjektiv zum Alter auf Distanz zu gehen. Selbst wenn Technik auch originäre Berührungs- und Versagensängste schüren kann, liegt in der besonderen Betonung von Kompetenzen und Fähigkeiten der entscheidende Unterschied zwischen Senioren-Technikberatung und anderen, eher defizitorientierten Ratgeberinstanzen.

Dies sollte genutzt werden! In der Alter(n)swissenschaft ist die „Verjüngung des Alters" (Tews, vgl. genauer Kapitel 6.2) seit einigen Jahrzehnten ein gebräuchlicher Begriff. Er beschreibt neben anderen, keineswegs nur positiven Facetten, die Möglichkeiten, durch die bedarfsgerechte Anwendung sozialer und technischer Unterstützung die aktive, selbstständige Lebensführung bis in das hohe Alter auszudehnen bzw. persönliche Lebensqualität und Selbstständigkeit zurückzugewinnen, wo diese durch Dysfunktionen und Kompetenzverluste bedroht oder zeitweise verloren gegangen ist. Kurz: Durch die Assistenzleistung von Technik kann die Lebensuhr um einige Jahre zurückgedreht werden. Und entspricht dies nicht genau dem Wunsch vieler älterer Menschen? Senioren-Technikberatung hätte also gute Gründe, um als „Beratungsstelle zur Verjüngung des Alters durch Technik" zu firmieren.

Vielleicht würden Ihnen, wenn Sie diesen Vorschlag unterbreiten, weniger gut informierte Kolleg/innen, Vorgesetzte und Politiker/innen „Hokuspokus" vorwerfen. Aber lassen Sie sich nicht beirren, der Name wäre ziemlich treffend, ließe sich – wissenschaftlich verbürgt – mit gutem Gewissen vertreten und das PR-Karussell würde ordentlich auf Touren kommen. Einen besseren Start könnte sich eine Beratungsstelle eigentlich gar nicht wünschen.

Wenn man es so spektakulär nicht mag, bieten Begriffe wie „Lebensqualität" und „Sicherheit" einen alternativen Ansatz. Auch eine „Beratungsstelle für Lebensqualität und Sicherheit in der zweiten Lebenshälfte" drückt einen positiven lebensbejahenden Ansatz aus, reflektiert wichtige Wünsche der älteren Generation, engt die Zielgruppe nicht ein und verspricht aus Sicht der Klient/innen mit einem Plus an Lebensqualität und Sicherheit einen vernünftigen Mehrwert, der sich mit dem Aufsuchen der Beratungsstelle einfach realisieren ließe.

Weiterführende Literatur

Tews, Hans Peter (1993): Neue und alte Aspekte des Strukturwandels des Alters, in: Naegele, Gerhard/Tews, Hans Peter (Hrsg.): Lebenslagen im Strukturwandel des Alters, Opladen, S. 15–42.

4.5 Wer soll beraten?

Neben den konzeptionellen Vorüberlegungen sollte den Entscheidern bewusst sein, dass die Person des Beratenden den Aufbau einer neuen Technikberatungsstelle entscheidend mit prägen wird. Die besondere Herausforderung ist der Spagat zwischen hoher technischer Expertise und der sozialen Kompetenz für eine lösungsorientierte Prozessberatung, den der/die künftige Berater/in dauerhaft aushalten muss.

Sie suchen also entweder eine/n Techniker/in, der bzw. die das Fachchinesisch mit Empathie in die einfache Sprache technischer Laien übersetzen kann und der bzw. die anerkennt, dass die Grenzen der Beratung nicht durch das technisch Machbare, sondern durch das Verständnis und die Folgebereitschaft der Klient/innen gesetzt werden. Oder Sie nehmen eine/n technikaffine/n Sozialwissenschaftler/in, vielleicht mit Vorerfahrungen aus der Wohnberatung und der Bereitschaft, sich zum Zwecke der Weiterbildung von Zeit zu Zeit der Gesellschaft von Ingenieur/innen auszusetzen.

In jedem Fall sind die Kernkompetenzen künftiger Technikberater/innen Neugier und Empathie. Neugierig müssen sie sein, um der technischen Entwicklung folgen zu können und auf einem sehr dynamischen Markt von Produkten und Dienstleistungen den Überblick zu behalten. Um dieses Wissen dann an die Frau oder den Mann zu bringen, benötigen sie Einfühlungsvermögen, die Fähigkeit zuzuhören und das Talent, Lösungen gemeinsam mit den Klient/innen Schritt für Schritt zu entwickeln.

Da das Thema Technikberatung sehr jung ist, fehlen derzeit noch einheitliche Qualifizierungs- und Weiterbildungsstandards, wie etwa in der Wohnberatung. Zwar haben sich in den letzten Jahren an verschiedenen Standorten in Deutschland – u.a. an der Medizinischen Hochschule Hannover – Ausbildungsmöglichkeiten für sogenannte „AAL-Berater" etabliert, doch sind diese Lehrgänge thematisch fast ausschließlich den Hightech-Produkten des Ambient Assisted Living (AAL) verhaftet. In der Beratungspraxis, so die Erfahrungen, spielen diese Technologien aber (bisher) kaum eine Rolle. Allerdings werden angehende Berater/innen in diesen Kursen auch für die zielgruppenorientierte Kommunikation in Beratungssituationen und die ethischen Dimensionen technischer Interventionen im Lebensumfeld sensibilisiert.

Sollte die Senioren-Technikberatung in den kommenden Jahren in den Kommunen Fuß fassen, werden sich erwartungsgemäß auch Weiterbildungsangebote und Ausbildungsstandards entwickeln. Bis dahin muss der regelmäßige interkommunale Austausch unter den Berater/innen für den notwendigen Wissenstransfer und die fachlichen „Updates" sorgen. Denn der technische Fortschritt macht keine Pause, weshalb auch die Senioren-Technikberater/innen nicht ruhen dürfen. In diesem Sinne übernimmt die Technikberatung auch für die kommunale Wohn- und Pflegeberatung die Aufgabe des „Technik-Scouts", der die Produkt-, System- und Dienstleistungsentwicklung verfolgt, neue Optionen für die technische Unterstützung von „Ambulant vor stationär" erkennt und diese Lösungsvorschläge mit den Akteuren der Seniorenarbeit teilt.

Übrigens: Einige der vom BMBF geförderten Kommunalen Beratungsstellen wählten die elegante Variante, die Berater-Stellen zu teilen und jeweils hälftig mit einem Techniker und einer Sozialwissenschaftlerin zu besetzen.

Weiterführende Literatur

Hochschule Hannover (2015): Beratungsleitfaden zu ELSI-Themen in der Beratung zu altersgerechten Assistenzsystemen (insbesondere Kapitel 8.2).

Leopold, Christian/Pohlmann, Stefan/Heinecker, Paula (2013): Dynamik der Alter(n)sberatung, in: Pohlmann, Stefan (Hrsg.): Gut beraten. Forschungsbeiträge für eine alternde Gesellschaft, Wiesbaden, S. 171–217.
Zwicker-Pelzer, Renate (2014): Beratung von Familien im Kontext von Alter und Pflegebedürftigkeit, in: Bauer, Petra/Weinhardt, Marc (Hrsg.): Perspektiven sozialpädagogischer Beratung, Weinheim/Basel, S.47–64.

4.6 Welche Technik ist die richtige?

Technikberatung lebt von den Beratungsgegenständen, den Exponaten und Demonstratoren, die Ratsuchende drehen, wenden und ausprobieren können. Da aber Technik buchstäblich ein weites Feld und Geld zur Anschaffung von Ausstellungsgegenständen in Kommunen ein knappes Gut ist, drängt sich die Frage auf, in welche Art von Exponaten die zur Verfügung stehenden Haushaltsmittel investiert werden sollen.

Wenn wir die Beantwortung der Frage systematisch angehen wollen, beginnen wir bei der Aufgabe von Technikberatung: Sie besteht einerseits in Hilfestellungen zur Vermeidung und Verminderung akuter Überforderungssituationen durch den Einsatz technischer Assistenz. Andererseits soll sie bei älteren Menschen das Technikwissen, das Technikvertrauen und die Bedienungskompetenzen langfristig stärken, damit diese – wenn die selbstständige Lebensführung auf der Kippe steht – technische Unterstützung akzeptieren und mit dieser auch umgehen können. Beide Komponenten dienen der Umsetzung des Ziels, unterstützungsbedürftige Menschen ambulant betreuen zu können und eine stationäre Unterbringung zu verzögern oder zu vermeiden.

Folgerichtig sollte Technikberatung all jene Produkte und Dienstleistungen in den Blick nehmen, die diesem Ziel tatsächlich dienen. Oder anders formuliert: Nicht die technische Spezifikation entscheidet über die Aufnahme in das Beratungsportfolio, sondern der soziale Nutzen und die Problemlösungskapazität, den die vorgestellten Produkte im täglichen Leben der vorgefundenen Zielgruppen entfalten können. Die Erfahrungen aus dem Projekt „Kommunale Beratungsstellen" unterstreichen, dass Beratungsversuche vergeblich bleiben, wenn sie die Perspektive der Klient/innen nicht ernst nehmen. So wird es in den meisten Fällen vorkommen, dass nicht die technisch modernste oder objektiv beste, sondern die aus Nutzersicht praktischste Lösung zum Erfolg führt. Das soziale Optimum, verstanden als unmittelbare Anwendbarkeit im Alltag, ist entscheidend, nicht die technische Innovationshöhe.

Zwei Beispiele machen dies plausibel: Es gibt zahlreiche hoch entwickelte AAL-Systeme, die auf Basis verschiedener Sensoren das Leben für Menschen mit eingeschränkter Mobilität in der Wohnung angenehmer (oder überhaupt noch möglich) machen. Durch Messung der Luftfeuchtigkeit und der Temperatur werden Fenster geöffnet und Heizungsventile reguliert, bei starker Sonneneinstrahlung verschatten motorgetriebene Rollos das Zimmer, Herdplatten werden abgeschaltet, wenn kein Topf darauf steht, und bei einem Sturz alarmieren die Systeme Hilfe. Alles läuft automatisch auf Grundlage von Algorithmen, welche „die Maschinen" anhand der Nutzergewohnheiten in wenigen Wochen erlernen. Doch der – theoretisch hohe – soziale Nutzen solcher Systeme bleibt – praktisch – gering, weil es auch für bewegungseingeschränkte Senior/innen wichtig ist, Fenster von Hand zu öffnen, die Heizung selbst auf- oder zuzudrehen oder das Rollo mit eigener Kraft herunterzulassen, selbst wenn die wenigen Meter vom Sessel zum Fenster oder zur Heizung schwer fallen. Das Aufrechterhalten solcher Routinen ist gerade bei abnehmenden körperlichen Kräften von großer Bedeutung für das Selbstwertgefühl, und es einer Maschine zu überlassen, kommt daher aus der subjektiven Sicht möglicher Nutzer/innen nicht infrage. Eine Senioren-Technikberatung, die sich zu solchen Innovationshöhen versteigt, kann sich der Anerkennung eines technikinteressierten Fachpublikums sicher sein, wird aber real in der Kommune, nicht zuletzt auch wegen der hohen Anschaffungskosten, nur wenig bewirken.

Im zweiten Beispiel geht es um die Schraubverschlüsse von PET-Flaschen. Die festsitzenden Deckel beim ersten Öffnen anzudrehen, zählt sicher zu den häufigen Alltagsproblemen, nicht nur bei älteren Menschen. Zwar ist kein Fall bekannt, in welchem eine Seniorin verzweifelt vor der verschlossenen Wasserflasche sitzend verdurstet wäre! Ganz im Gegenteil, Alternde entwickeln Strategien, um den Flaschen bei abnehmenden Kräften beizukommen: Als Öffner dienen Nussknacker, Scheren, Rohrzangen oder die Zähne, oder man bittet Bezugspersonen, die Flaschen zu öffnen, und verzichtet dann darauf, den Deckel fest zu verschließen, auch wenn die Kohlensäure entweicht und dies den Genuss schmälert. Mit diesen Bewältigungsstrategien muss es Technikberatung aufnehmen, wenn sie im Alltag der Zielgruppe relevant werden will.

Und dies ist eigentlich ein Glücksfall, denn für solche Alltagsfälle existiert längst eine Vielzahl verlässlicher mechanischer oder elektrischer (Flaschenöffnungs-) Hilfen, die zwar für „kleines Geld" zu haben sind, aber mit großen Bekanntheitsproblemen kämpfen. Ein Senioren-Technikberater, der für Alltagsprobleme wie die fest verschlossene Flasche einfach erhältliche und einfach einsetzbare Lösungen parat hat, wird sich in der Kommune schnell einen Namen machen und durch das erworbene Vertrauen auch dann als Ratgeber gefragt sein, wenn Antworten auf existenziellere Fragen gefunden werden müssen als das Öffnen von Wasserflaschen. Technikberatung erzielt eine hohe soziale Wirkung, wenn sie sich auf einem geringen technischen Level bewährt und auch Lösungen anbietet, für die der Begriff „Technik" vielleicht schon zu hoch gegriffen scheint.

Wir müssen anerkennen, dass die Bewältigungsstrategien älter werdender Menschen gegenüber abnehmenden Kompetenzen und/oder neuen gesundheitlichen Herausforderungen sehr stark ausgeprägt sind und gut funktionieren. Deshalb definieren diese Bewältigungsstrategien auch den Gegenstandsbereich, den eine kommunale Senioren-Technikberatung abdecken muss. Als Technik gilt, was als zusätzliche Option innerhalb des Kompetenz- und Erfahrungsrahmens von Senior/innen den Alltag und das Leben erleichtert, sicherer gestaltet und so das selbstständige Wohnen im eigenen Zuhause absichert; dies sind in den wenigsten Fällen ehrgeizige Lösungen, die unbedingt (über)lebensnotwendig sind. Szenarien der absoluten Überforderung und der totalen Hilflosigkeit kommen nur sehr selten vor. Für diese großen und knifflichen Fälle gibt es ohnehin kaum Lösungen „von der Stange". Sie müssen in aufwendiger Kleinarbeit, oft gemeinsam mit Wohn- und Pflegeberatung maßgeschneidert werden.

Welche Geräte und technischen Anwendungen sollten also zu den Demonstrationsgegenständen einer Senioren-Technikberatung gehören? Es sind sicherlich Einzelkomponenten, wie sie im Anhang des Buches zusammengetragen sind, die beim Publikum den größten Eindruck machen. Sie sollten nach Möglichkeit sowohl an den Problemen, den verbreiteten Lösungsstrategien, aber auch den Interessen anknüpfen und verschiedene technische Levels abdecken. Wir sind in zahlreichen Beratungen und Vorträgen sehr gut damit gefahren, unserem Publikum von der Knöpfhilfe aus dem Sanitätshaus bis hin zur seniorengerechten Bedienoberfläche für Smartphones eine breite Palette vorzustellen. Die Kosten – für die Ausstattung einer Senioren-Technikberatung mit rund 60 bis 70 Exponaten – müssen trotzdem 5.000 Euro nicht überschreiten. Hightech-Systeme, die direkt dem Bereich AAL zugeordnet werden, sind in dieser Summe nicht erfasst. Natürlich muss ein Senioren-Technikberater auch auf diesem Gebiet Auskunft geben können. Aber für Zwecke der Demonstration sind die Produktvideos der Hersteller, die auf den gängigen Internetplattformen abrufbar sind, oftmals aussagekräftiger als funktionsuntüchtige Sensoren in einer Schauvitrine oder auf der Schreibtischplatte.

Bei der Zusammenstellung des Technikportfolios müssen noch weitere Dinge beachtet werden. So sollte im Vorfeld abgeklopft werden, ob technische Assistenzsysteme vor Ort erhältlich, die Funktionsweise technisch ausgereift und bei Funktionsstörungen ein leicht erreichbarer Support gewährleistet ist. Eine qualitativ hochwertige Beratung sollte ihren Klient/innen nur Produkte und Systeme anbieten, die einwandfrei funktionieren und für die der Fachhandel in der Kommune die Service-Dienstleistungen erbringen kann. Geräte, die nur im Internethandel erhältlich sind, können sich für eine Beratungsstelle als Bumerang erweisen, wenn die Zuverlässigkeit des Betriebs geringer ist als erwartet und Klient/innen in den Reklamationsschleifen der Online-Wirtschaft hängen bleiben.

Von Belang sind weiterhin die Voraussetzungen, welche Nutzer/innen erfüllen müssen, um Systeme im eigenen Haushalt anwenden zu können. Da viele Applikationen ohne Internetanschluss und Internetkompetenz kaum noch bedienbar sind, muss sich Senioren-Technikberatung auch der Aufgabe stellen, entsprechende Basiskompetenzen in der Klientel aufzubauen. Dies kann, solange es nur um Einzelfälle geht, in der aufwendigen, individuellen Begleitung von Klient/innen geschehen. Auf Dauer und mit steigender Popularität der Beratungsstelle wird dies nicht mehr möglich sein. Deshalb müssen bereits während der Anschaffungsphase von Geräten Bildungspartnerschaften mit Volkshochschulen oder Seniorenvereinen geschmiedet werden, um produkt- oder fähigkeitsorientierte Weiterbildungskurse aufzulegen. Diese Angebote können flankierend zur eigentlichen Technikberatung Ängste vor Kontrollverlust oder dem Entstehen neuer Abhängigkeiten von Technik, technikaffinen Angehörigen und professionellen Dienstleistern abbauen. Ohne die Vermittlung passgenauer Lernsettings wird Technikberatung, besonders für die Zielgruppe der *Nachholenden Modernisierer*, verpuffen.

Letztlich ist für eine anbieterunabhängige kommunale Beratung immer auch Neutralität ein wichtiges Thema. Bei der Zusammenstellung des Beratungsportfolios entscheidet man sich stets für das Gerät eines Herstellers und diskriminiert damit vergleichbare Lösungen anderer Produzenten, die es eben nicht in das Beratungsportfolio schaffen. Im besten Fall kann diese Entscheidung mit der herausgehobenen Leistungsfähigkeit oder der Zuverlässigkeit des ausgewählten Produktes begründet werden. Aber auch weitere, oben angeführte Faktoren wie die Verfügbarkeit und die Servicedienstleistungen vor Ort können ausschlaggebende Kriterien für oder gegen den Kauf sein. Gerade in kleineren Kommunen im ländlichen Bereich sind Kooperationsbeziehungen zu gewerblichen Anbietern nicht zu umgehen, um der Klientel überhaupt den Zugang zu Produkten zu ermöglichen. Bestehen solche Abhängigkeiten, sollten sie im Sinne einer transparenten Beratung gegenüber Klient/innen deutlich ausgesprochen werden.

Einen Weg aus dieser „Abhängigkeitsfalle" bieten Datenbanken, in denen sich die Klientel einen Überblick über mögliche Produkte verschaffen kann. Eine solche Plattform ist der Wegweiser „Alter und Technik", der in den vergangenen Jahren aus zahlreichen Quellen zusammengestellt wurde und von den praktischen Erfahrungen des BMBF-Projektes „Kommunale Beratungsstellen", dessen Teil er war, profitierte (www.wegweiseralterundtechnik.de).

4.7 Formate der Beratung

Wenn Sie die Beratungsstelle mit technischen Demonstratoren ausstatten, sollten Sie darauf achten, dass buchstäblich alles „in einen Koffer passt". Denn die Grundlagen für den Erfolg einer Senioren-Technikberatung, das belegen alle Erfahrungen, sind die hohe Mobilität und die Transportfähigkeit der Ausstellungsgegenstände.

Dafür gibt es vor allem zwei Gründe. Denken wir erstens an das Öffnen der Seltersflasche zurück. Es gilt „Probieren geht über Studieren", und deshalb werden bei Schwierigkeiten im Alltag zunächst verschlungene Pfade des Durchwurstelns getestet oder die Problemlagen durch Bagatellisierung subjektiv „kleingeredet", bevor – beim Scheitern der (kompensatorischen) Eigenbemühungen – eine Beratungsstelle konsultiert wird. Auch bei extremen Belastungen nimmt nur ein geringer Teil älterer Menschen oder pflegender Angehöriger professionelle Hilfe in Anspruch, bzw. Hilfe wird erst nachfragt, wenn die Klient/innen „nicht mehr anders können". Diese Anpassungsstrategien zum Erhalt des persönlichen Wohlbefindens und die individuell erprobten Skripte der Verringerung des Anspruchsniveaus liegen quer zu einem Angebot, welches das Zulassen von technischer Innovation im persönlichen Lebensumfeld einfordert. Deshalb wird Senioren-Technikberatung, welche auf ein stationäres Angebot fixiert ist und eine abwartende Haltung einnimmt, im Vergleich zum Umfang der gesellschaftlichen Bedarfslage nur schwach frequentiert werden.

Zweitens sollte jedes Beratungsangebot für ältere Menschen die in der Regel negativ konnotierten Altersbilder in Rechnung stellen. Senior/innen zählen sich auch in den höheren Lebensjahrzehnten oftmals nicht zur Gruppe der „Alten" und mit dem Abstandnehmen von einem Besuch der Beratungsstelle wird oft (Noch-)Nichtzugehörigkeit zu der Gruppe der „Alten" zum Ausdruck gebracht.

Beide Faktoren sprechen für die Ineffektivität eines primär stationären Beratungsangebotes und unterstreichen die Notwendigkeit einer mobilen, aufsuchenden Beratungsarbeit, die im besten Falle eine altersneutrale Ansprache der Zielgruppe möglich macht. Sie wird vor allem wirksam, wenn es ihr gelingt, ältere Menschen zu Zeiten und an Orten anzusprechen, die fester Teil ihres regelmäßigen Alltags sind. Außerdem müssen Senior/innen die Information zu diesem Zeitpunkt und an diesem Ort auch erwarten.

Das bedeutet konkret Folgendes: In einer Beratungsstelle zu Themen des Alter(n)s wird zwar Information erwartet, diese ist jedoch kein „Ort des Alltäglichen". Im Gegenteil, das Vorhandensein negativer Altersstereotype macht den Besuch zu einem eher extravaganten Ereignis. Auch ein Infostand zum Thema „Technik und Alter" dürfte in diese Kategorie fallen. An diesem Stand wird der angesprochenen Person, eben weil sie angesprochen wird, suggeriert, von anderen als alt wahrgenommen zu werden.

Hingegen haben sich mobile Beratungsformate wie Vorträge auf geselligen Seniorenveranstaltungen während der Projektphase der „Kommunalen Beratungsstellen – Besser leben im Alter durch Technik" als geeignetes Angebot erwiesen. Diese Treffen sind im Kalender der Senior/innen feste Daten und Vorträge entsprechen bei diesen Gelegenheiten dem normalen Erwartungsbild. Die dort gewonnenen Informationen können von Senior/innen daher altersneutral in der Rubrik „Interessantes Neues" abgelegt werden. Unmittelbar nach den Vorträgen des Senioren-Technikberaters besteht die Möglichkeit, Exponate gleich vor Ort auszuprobieren, und in vielen Fällen werden Hausbesuche – als anknüpfendes individuelles Beratungsformat – vereinbart, um die Geräte in der häuslichen Umgebung zu testen. Natürlich lassen sich solche Erlebnisräume nur erzeugen, wenn bei der Zusammenstellung des Technikinventars der Beratungsstelle diese gedeihliche Reisetätigkeit bereits auf dem Merkzettel steht.

Das mobile Beratungsformat „Vortrag" vereinfacht auch den Zugang zu anderen Zielgruppen. So können Weiterbildungsangebote für Partner der Pflege- und Gesundheitswirtschaft, der Wohnungswirtschaft oder andere Beratungsstellen zeitlich flexibel und ortsunabhängig durchgeführt werden.

Das Plädoyer für die mobile Beratung soll die Notwendigkeit einer örtlich fixierten Beratungsstelle mit festen Öffnungs- und Sprechzeiten keinesfalls negieren. Durch die Verlässlichkeit der Kontaktmöglichkeit hat sie einen hohen Wert für Ratsuchende, die Nothilfe bei akutem Unterstützungsbedarf benötigen oder eine langfristige Beratungsbeziehung im Rahmen des Fallmanagements unterhalten. Auch Personen aus der Gruppe der *nachholenden Modernisierer*, die sich für eine konkrete Einzellösung interessieren oder von Zeit zu Zeit einfach vorbeischauen, um sich nach Neuigkeiten zu erkundigen, wissen die Routine einer

Beratungsstelle „an festem Ort zu fester Zeit" zu schätzen. Natürlich ist auch eine vernetzte Beratung nur möglich, wenn Partnerberatungsstellen Klient/innen mit dem Verweis auf die Erreichbarkeit, die Örtlichkeit und Sprechzeiten an die Technikberatung weiterleiten können.

Zusammenfassend können wir festhalten, dass sich die Senioren-Technikberatung eines Mix von drei Beratungsformaten bedient: erstens der mobilen Vortragstätigkeit als zeitlich und örtlich flexibler Form der zugehenden Beratung und Weiterbildung, zweitens des Vorhaltens einer regelmäßigen, örtlich und zeitlich fixierten Beratungsstelle und drittens der individuellen Klientenbeziehung, sei es für die punktuelle Problemlösung oder für ein ausdauerndes Fallmanagement.

Grundlegend für den Erfolg aller Beratungsformate ist neben der Verknüpfung von Alltagsproblemen und konkreter technischer Lösung das unmittelbare Erleben des Nutzens von – bisher unbekannter – Technik. In diesem Zusammenhang kommt der sinnlichen Erfahrung durch Anfassen und Ausprobieren technischer Geräte in der Beratungsstelle, auf Vorträgen oder beim Hausbesuch große Bedeutung zu. Damit wird das wichtige Gefühl genährt, neue, „schwer zu durchschauende" Technik beherrschen zu können. Die Beratung muss immer die Erfahrung des Technikerlebens und der Technikbeherrschung ermöglichen.

Weiterführende Literatur

Hochschule Hannover (2015): Beratungsleitfaden zu ELSI-Themen in der Beratung zu altersgerechten Assistenzsystemen (insbesondere Kapitel 8.3).
Zwicker-Pelzer, Renate (2014): Beratung von Familien im Kontext von Alter und Pflegebedürftigkeit, in: Bauer, Petra/Weinhardt, Marc (Hrsg.): Perspektiven sozialpädagogischer Beratung, Weinheim/Basel, S. 47–64.

5. Der Beratungsprozess

5.1 Beraten statt „beschwatzen"

Es gibt eine anekdotische Evidenz, die von Senior/innen berichtet, welche sich Hilfsmittel und Geräte anschaffen, diese dann aber stiefmütterlich in Ecken oder Schubladen verstauben lassen. Die Straßen sind voller älterer Menschen, die über Schmerzen beim Gehen klagen, trotzdem aber den Stock oder den Rollator ungenutzt stehen lassen. Auch Hörgeräte und Notrufarmbänder sind beliebte Objekte der Vergessensarbeit. In nächster Zeit werden die Technikfriedhöfe in den Nachtschränkchen einen echten Modernisierungsschub erleben und von zahllosen Smartphone- und Tablet-Zombies bevölkert werden. Diese Geräte – einst von Kindern oder Enkeln, die ihre Altgeräte loswerden wollten, stolz überreicht – dämmern mit leerem Akku vor sich hin und werden allenfalls für wenige Stunden hervorgeholt, wenn die Verwandtschaft ihren Besuch ankündigt.

Was kann Senioren-Technikberatung aus der Allfälligkeit des Scheiterns dieser privatimen Technisierungsinitiativen lernen? Die wichtigste Lektion ist die Differenz zwischen „beraten" und „beschwatzen". Der Unterschied liegt zwar im Detail, beeinflusst aber die Wirkung der Technikempfehlung nachhaltig.

Die ersten Schritte gehen Berater/innen und „Beschwatzer/innen" gemeinsam: Sie diagnostizieren die Schwierigkeiten ihrer Klient/innen und kennen/recherchieren problemangemessene Assistenzlösungen, die sie auch ruhigen Gewissens empfehlen (könnten). Dann aber trennen sich die Wege.

Die „Beschwatzer/innen" erweisen sich als echte Steher. Sie versteifen sich auf ihren – aus der Perspektive des informierten Außenstehenden – objektiv besten Vorschlag und sehen ihre Aufgabe darin, die Klient/innen mit Beharrungsvermögen von der Richtigkeit und Nützlichkeit zu überzeugen. Klient/innen werden so zu Adressaten der gut gemeinten Überredung, in der ein Nein zum vielfach Durchgekauten erst gilt, wenn das Insistieren einen aussichtslosen Punkt der Erschöpfung erreicht hat. Doch so weit kommt es oft gar nicht. Denn ältere Meschen sind in der Regel höflich und das monotone Zureden irgendwann leid. Der einfachste Ausweg aus der Situation ist dann ein „Ja, Sie haben Recht!", dem in Zweifelsfall noch die Anschaffung des empfohlenen Gerätes folgt, selten aber dessen tatsächliche Nutzung.

Anders die Berater/innen: Sie nehmen eine Grundhaltung ein, die davon ausgeht, dass den Klient/innen ein Ergebnis nicht vorgesetzt werden kann, sondern sie selbst die Lösung finden. Der Beratungsprozess dient „nur" dazu, verschiedene Optionen zu benennen und in einen Auswahlprozess zu überführen, in dem die Klient/innen selbst die Entscheidungen fällen. Es gibt also keinen objektiv besten Vorschlag, sondern aus der subjektiven Perspektive der Beratenen mehr oder weniger praktikable Möglichkeiten. Die Rolle eines Beratenden beschränkt sich auf Hilfestellungen für das Auffinden der passenden, bisher nicht genutzten Ressourcen und die Konstruktion eigener Lösungen. Damit ist keinesfalls gewährleistet, dass Klient/innen die unterbreiteten Vorschläge auch annehmen. Die Exit-Option steht ihnen immer offen und sie können alle Beratungsresultate für nichtig erklären. Sind aber positive Ergebnisse erzielt, die den Klient/innen einleuchtend erscheinen, und technische Interventionen in das Lebensumfeld vereinbart, ist die Wahrscheinlichkeit groß, dass Geräte langfristig genutzt statt kurzfristig „beerdigt" werden.

Eine systematische Zusammenfassung dieser Einführung fokussiert daher auf drei Fragen, die den Beratungsprozess erkenntnisleitend lenken sollten. Sie weisen über das Wechselspiel von defizit-orientierter Problem-Diagnose und daran anknüpfender defizit-kompensierender Technik-Lösung hinaus und erweitern die Perspektive auf die Wünsche und Kompetenzen der Klient/innen sowie das Potenzial der Unterstützung in deren sozialen Umfeld. Berater/innen verbürgen die Qualität ihrer Arbeit, indem sie es bewusst unterlassen, das konkrete Problem quasi von Menschen zu isolieren, sondern die Klient/innen als ganzheitliche Subjekte in das Zentrum des Beratungsgeschehens rücken. Sie fragen:

- Für welches Problem oder welches Problembündel werden Lösungen gesucht?
- Welche – auch unausgesprochenen – Erwartungen richten die Klient/innen an einen akzeptablen Lösungsvorschlag?
- Welche Ressourcen und Kapazitäten können die Klient/innen, auch mithilfe ihrer Unterstützer, für eine dauerhafte Verbesserung der Situation einbringen?

Das klingt zunächst ganz einleuchtend. Allerdings sollte man stets in Rechnung stellen, dass Ratsuchende von Senioren-Technikberater/innen überlegenes Expertenwissen erwarten. Durch diesen als natürlich vorausgesetzten Kompetenzvorsprung verschmälert sich der Grat zwischen Beratung und beschwatzender Besserwisserei und verlangt als präventive Beratungshygiene eine permanente Selbstreflexion. So bleibt die Beschränkung der Berater/innen auf die Erweiterung der Lösungsoptionen seitens der Klient/innen eine fortwährende persönliche Herausforderung.

5. Der Beratungsprozess

Eine praktische Variante, den Ansprüchen zu genügen, ist die Einordnung der möglichen Beratungsergebnisse in ein einfaches Analyseraster (vgl. Abb. 1), das als Hilfsmittel jederzeit herangezogen werden kann. Als Vier-Felder-Matrix bildet es ein Kontinuum ab, welches einerseits durch die Problemlösungskapazitäten der Technik und andererseits durch die Nutzungskompetenzen und -wünsche der Klient/innen begrenzt ist. So lassen sich vier Felder unterscheiden, welche die Angemessenheit möglicher Lösungsvorschläge bewerten. Auf der „sicheren Seite" im Beratungsprozess ist man immer dann, wenn möglichst hohe Problemlösungskapazitäten einer technischen Lösung mit hoher individueller Nutzungskompetenz aufseiten der Klient/innen zusammenfallen. Ein Vorteil dieses Instrumentes ist die Anwendbarkeit auf beliebige Kriterien, deren Detailliertheit individuell nach den Bedürfnissen der Berater/innen angepasst werden kann. So ist es jederzeit möglich, das Analyseraster für Dimensionen wie Anschaffungskosten, Zuschussmöglichkeiten, notwendigen persönlichen Lernaufwand etc. zu nutzen.

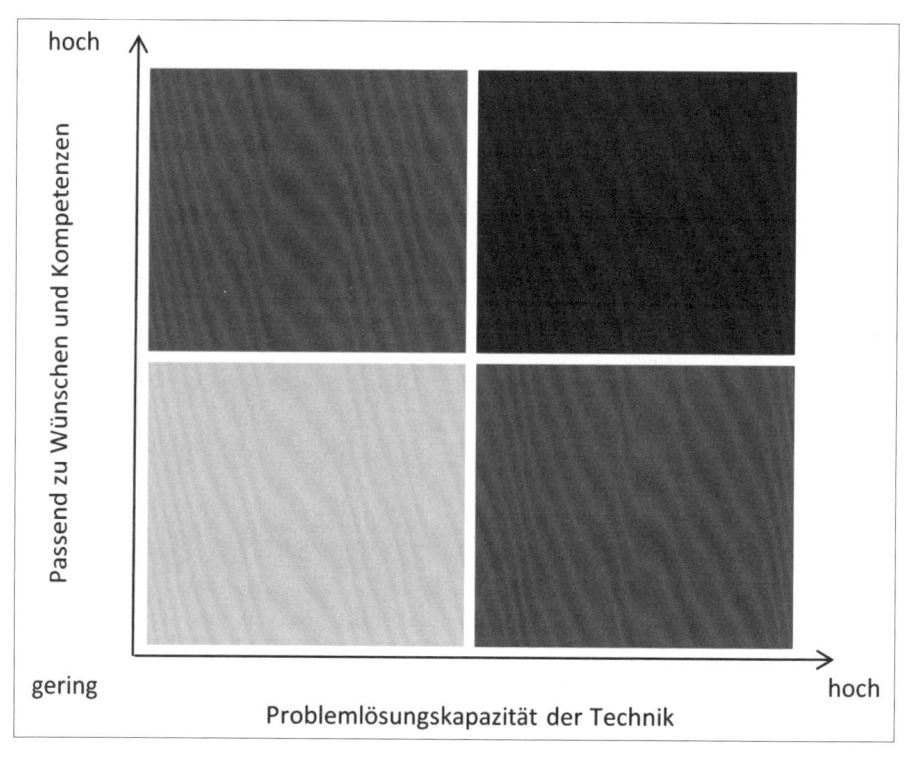

Abbildung 1: Analyseraster für die Angemessenheit einer Beratungsoption (eigene Darstellung)

Natürlich können Werkzeuge wie das Analyseraster die unbedingt notwendige Empathiefähigkeit der Berater/innen nicht ersetzen. Während die Frage nach dem zu lösenden Problembündel am Beginn der Beratung direkt gestellt werden kann bzw. die Antwort von den Klient/innen als Motivation zum Aufsuchen der Beratungsstelle gesprächseinführend selbst genannt wird, kann Gleiches für die Einschätzung der vorhandenen und aktivierbaren Fähigkeiten der Ratsuchenden zur Nutzung technischer Geräte nicht ohne Weiteres vorausgesetzt werden. Dies gilt auch für eine realistische Bewertung der oft tieferliegenden und verborgenen Wünsche der Ratsuchenden und der Möglichkeiten für Unterstützung durch Angehörige, Bekannte oder andere Helfer/innen.

Wenn sich die Handlungsvorschläge der Berater/innen aus guten Gründen nur als unverbindliche Ratschläge verstehen und es den Beratenen überlassen bleibt, diese abzulehnen oder zu akzeptieren, ist ein Gespür für diese intervenierenden Einflüsse unverzichtbar. Damit kommt der Kommunikation im Beratungsprozess eine herausgehobene Bedeutung zu.

Weiterführende Literatur

Allwicher, Volker (2009): Welche Beratung brauchen pflegende Angehörige? Konzeption einer bedürfnisorientierten Angehörigenberatung aus pflegewissenschaftlicher Perspektive, Norderstedt.

Pohlmann, Stefan (Hrsg.) (2013): Gut beraten. Forschungsbeiträge für eine alternde Gesellschaft, Wiesbaden.

Thiersch, Hans (2014): Über Entwicklungen und aktuelle Bezüge des Konzepts einer lebensweltorientierten sozialpädagogischen Beratung, in: Bauer, Petra/Weinhardt, Marc (Hrsg.): Perspektiven sozialpädagogischer Beratung, Weinheim/Basel, S. 310–330.

von Schlippe, Arist/Schweitzer, Jochen (2007): Lehrbuch von der systemischen Therapie und Beratung, 10. Aufl., Göttingen.

5.2 Der/die aufmerksame Expert/in

Die Berater/innen stehen also vor einer kniffligen Aufgabe: Sie sind zwar als Fachleute gefragt, können ihre Expertise aber nur auf der Basis von Erwartungen und Vorerfahrungen der Klient/innen entfalten, die am Beginn des Beratungsprozesses noch im Dunkeln liegen. Von Interesse sind besonders Konzepte, Einstellungen und Wissensbestände, die relevante Themen wie das eigene Alter(n), das Verständnis von Lebensqualität, existenzielle Ängste oder die in der Biografie abgelegten Technikerfahrungen streifen. Während prägende Erlebnisse mit Technik von Klient/innen direkt berichtet werden können, verbleiben sozial-normative Einstellungskonzepte wie „Alter", „Sicherheit" oder „Gutes Leben" eher im Schattenreich der Stereotype oder der unausgesprochenen Konventionen. Um sie an die Oberfläche zu befördern, bedarf es zunächst einer behutsamen Interaktion mit den Ratsuchenden, in der von den Beratenden vor allem eines gefordert wird: das aktive Zuhören.

So liegt der Akzent der guten Beratung zu Beginn auf dem bedächtigen Gespräch, dessen Ziel es ist, in Erfahrung zu bringen, was man wissen muss, ohne (direkt) fragen zu müssen. Die Beratung dehnt sich zeitlich und gräbt sich auf jene tieferen Etagen vor, die den Selbstkonzepten der Klient/innen vorbehalten sind. Erst hier können die Berater/innen erfahren, wie die Klient/innen „ticken", wie sie z.B. das eigene Altwerden erleben (und im Alltag verstecken). Hinweise auf pessimistisch eingefärbte Sichtweisen und stigmatisierende Altersstereotype können für den Erfolg der Beratung ausschlaggebend sein, wenn sie scheinbar praktische Alltagslösungen verhindern. So wäre es möglich, dass Klient/innen eine Offerte ausschlagen, weil sie sich die Bedienung des neuen Geräts nicht mehr zutrauen. Es könnte aber auch genau der umgekehrte Fall eintreten, und die Apparatur würde deshalb gemieden, weil die ostentative Ignoranz als Distanzstück zwischen dem „Ich" und dem Alter liegt. Um diese Blockaden zu lösen, wären Beratende für beide Fälle mit ganz unterschiedlichen Strategien gefordert: Dem Ängstlichen müsste die Beratung Vertrauen in die eigenen Fähigkeiten vermitteln, dem spröden Ignoranten käme man vielleicht mit der Alterslosigkeit von Nutzerprestige und Komfort bei.

Diese individuelle Feinjustierung kann allerdings nur gelingen, wenn die ursächlichen Selbstkonzepte offen zutage liegen. Erst wenn diese Grenzen konsultierender Überzeugungsarbeit namhaft gemacht werden, können Berater/innen überhaupt ein Gespür dafür entwickeln, was für das Gegenüber im Zusammenhang mit dem zu bearbeitenden Problem als vernünftige, rationale Lösung gelten würde. Auf dieser Basis könnten dann weitere Vorstellungen entwickelt werden, welche die Unterscheidungskriterien der Klient/innen zwischen einem sinnlosen und einem sinnvollen Vorschlag als Zielkorridor in den Blick nehmen. Nur wenn die Berater/innen ihre Vorschläge durch die Brillen der Ratsuchenden betrachten können, werden Optionen fruchtbar, die darauf abzielen, neue Maschinen in einem seit Jahrzehnten gelebten Leben zu installieren. Alles andere ist Fahren auf Sicht in dichtem Nebel. Deshalb ist aktives Zuhören erste Beraterpflicht!

Selbstverständlich darf auch bei solchem Tiefgang die Verbindung zur Oberfläche niemals abreißen. Die Verweise auf die akuten Problemlagen oder die motivierenden Interessensgebiete der Ratsuchenden müssen jederzeit präsent sein. Auch die Vergewisserung über die aktuelle Technikverwendung im Haushalt der Klient/innen ist nicht ohne Belang. Es macht nämlich durchaus einen Unterschied, ob ein Mann oder eine Frau in der Bedienung von Mikrowellen Erfahrungen mit digitalen Displays hat, wann der letzte Fernseher angeschafft wurde, ob ein Mobiltelefon vorhanden ist oder Erfahrungen mit simplen, aber hilfreichen Technikanwendungen wie z.B. Klingelverstärkern oder Hausnotrufgeräten vorliegen. Auch diese Informationen können nur durch das ausführliche, persönliche Gespräch gewonnen werden. Es ist die Voraussetzung für die Abwendung von vorgefertigten Lösungen nach „Schema F", die zwar im Zweifel angeschafft, aber oft nicht genutzt werden. In dem Sich-Einlassen auf das individuell zugeschnittene, biografie- und alltagsorientierte Erarbeiten von Vorschlägen liegt ein wesentlicher Schlüssel zur Verankerung technischer Innovationen im Lebensumfeld alternder Menschen.

Doch wie werden diese wohlfeilen Ratschläge konkret in der Kommunikation in der Senioren-Technikberatung umgesetzt? Dafür können folgende Empfehlungen ausgesprochen werden:

- Kommunikationsleitend ist der subjektive Bedarf der Klient/innen, nicht die Bearbeitung der objektiven Bedürftigkeit aus der Perspektive der Beratenden. Deshalb müssen sie sich mit den Ansprüchen und Zielen, die sie in dieser Situation als Lösung favorisiert hätten, zurückhalten.

- Vermeidung jeder paternalistischen Besserwisserei und der Zurschaustellung von Wissenshierarchien! Beratung ist keine Bevormundung, sondern das gemeinsame Produkt von Berater/innen und Klient/innen.

- In der Beratung ist nicht die Konstellation von Wissenden und Unwissenden gefragt, sondern das Gespräch auf Augenhöhe. Die Ratsuchenden sollen eine aktive Rolle übernehmen bzw. dazu aufgefordert werden.

- Persönliche Defizite der Ratsuchenden dürfen nicht verschleiert werden. Eine Defizitorientierung, bei der Technik zur reinen Kompensation der benannten oder analysierten Defizite eingesetzt wird, sollte aber vermieden werden. Die Wünsche und Potenziale der Ratsuchenden treten in den Vordergrund.

- Mit dieser Betonung der Fähigkeiten verschiebt sich auch die Akzentsetzung in der Beratung: weg von der einseitigen Problem- und Defizitorientierung hin zu einer positiven Zugriffsweise, welche zwar die spezifische Problemstellung als Ursache der Konsultation der Beratungsstelle ernst nimmt, sie aber als Ausgangspunkt für die Wiedergewinnung an Teilhabe, Souveränität und persönlicher Lebensqualität reformuliert.

- Soweit möglich und gewünscht, sollten das familiäre Umfeld und weitere Unterstützer direkt in den Beratungsprozess einbezogen werden.

- Der letztentscheidende Bezugspunkt ist in jeder Beratungssituation der Wille der Ratsuchenden.

Freilich schmälert die Hervorhebung sozialer und kommunikativer Kompetenz nicht die Bedeutung des Fachwissens des Beraters/der Beraterin. Der Erfolg der ergebnisoffenen Beratung ist das Ergebnis beider Faktoren. Er hängt davon ab, dass eine passende technische Lösung gefunden wird und es dem/der Berater/in gelingt, die Relevanz und Angemessenheit seines Vorschlages in die Rationalität und die lebenspraktischen Zusammenhänge des zu Beratenden einzuordnen. Die Bezugnahme auf dessen Lebenswelt, auf die Lebensgeschichte der älteren Klient/innen und die Bewältigung konkret vorliegender Handlungsprobleme werden zu entscheidenden Faktoren, die über das Interesse an Beratung und die Motivation zur Umsetzung unterbreiteter Ratschläge entscheiden.

Weiterführende Literatur

Hochschule Hannover (2015): Beratungsleitfaden zu ELSI-Themen in der Beratung zu altersgerechten Assistenzsystemen (insbesondere Kapitel 8.3).

Zwicker-Pelzer, Renate (2014): Beratung von Familien im Kontext von Alter und Pflegebedürftigkeit, in: Bauer, Petra/Weinhardt, Marc (Hrsg.): Perspektiven sozialpädagogischer Beratung, Weinheim/Basel, S.47–64.

5.3 Individuelle Lösungsvorschläge

Auf das Gespräch folgt dann oft der stille Fleiß. Zwar sollten sich Senioren-Technikberater/innen nicht scheuen, auch „Konfektionsware von der Stange" zu empfehlen, wie LED-Nachtlichter oder die schon öfter erwähnten Klingelverstärker. Eine Leuchte, die über einen Bewegungssensor das Öffnen der Schlafzimmertür wahrnimmt und dann automatisch für 30 Sekunden den dunklen Flur erhellt, macht die nächtlichen Gänge zur Toilette in jedem Haushalt sicherer. Viele Standardgeräte sind in jedem Baumarkt erhältlich, sie kosten kein Vermögen, sind einfach zu bedienen und werden von den Senior/innen als praktische Technik sofort akzeptiert. Auch sind es solche Empfehlungen, die ein Grundvertrauen zwischen der Zielgruppe und der Beratungsstelle schaffen.

Doch im Fallmanagement und der individuellen Beratung sind Generalaussagen wie: „Ich hab hier was, das finden alle gut" oder: „Das braucht jeder Senior!" aus den in den vorhergehenden Abschnitten diskutierten Gründen meistens fehl am Platz. Für jeden einzelnen Beratungsauftrag muss eine passende, meistens sehr individuelle Lösung recherchiert werden.

Gerade die Details verlangen die volle Aufmerksamkeit, wie das Beispiel einer Klientin belegt, die sich wegen eines Notrufsystems für die pflegebedürftige Schwiegermutter an die Senioren-Technikberatung wandte. Der Plan der Klientin war ganz und gar unspektakulär: Die Schwiegermutter, die in ihrer Wohnung stetig mit dem Rollator unterwegs war, sollte einen am Armband befestigten Sender tragen, der im Bedarfsfall durch Drücken eines Knopfes über die mit dem Festnetztelefon gekoppelte Basisstation einen Notruf auf das Mobiltelefon der Kinder absetzen sollte.

Zunächst wurde das Hausnotruf-System eines namhaften Herstellers installiert. Dabei stellte sich jedoch heraus, dass der Druck, den die Schwiegermutter mit den Fingern noch ausüben konnte, nicht mehr ausreiche, um den Knopf des Senders zu betätigen. Also musste ein neuer Funksender mit höherer Druckempfindlichkeit beschafft werden, der aber auch mit der alten Basisstation kommunizieren sollte. Da die Hersteller ihre Systeme verschlüsseln und es in der Regel nicht möglich ist, Sender und Basisstation beliebig zu koppeln, war diese Aufgabe keineswegs trivial. Allerdings währte die Freude, als diese Hürde genommen war, nur kurz. Denn wie sich herausstellte, besaß der neue Notrufsender eine Art Verzögerungsautomatik zur Vermeidung von Fehlalarmen. Der Sender musste mindestens zwei Sekunden gedrückt werden, um den Notruf auszulösen. Diese minimale Zeitspanne erwies sich für die pflegebedürftige Dame als unüberwindliche Barriere. Als es – während einer Übung – darauf ankam, konnte sie sich nicht erinnern, den Finger auf dem Knopf halten zu müssen. Sie drückte den Knopf, ließ ihn sofort wieder los und nahm an, den Notruf ausgelöst zu haben. Da es keinen Sender gab, der ausreichend drucksensibel war und ohne Verzögerung reagierte, mussten die Bemühungen anschließend wieder bei Null beginnen. Letztlich konnte ein System gefunden werden, das beiden Anforderungen entsprach.

Es liest sich wie eine Posse. Doch ohne die kommunale Senioren-Technikberatung, die von ihr übernommene Recherchearbeit und den geschützten Raum des Ausprobierens wären die Klient/innen sicherlich gescheitert. Denn in der Regel werden die Geräte angeschafft, *bevor* die kaum vorhersehbaren Inkompatibilitäten zwischen Nutzerkompetenzen und Bedienungsroutinen offenbar werden. Treten dann Schwierigkeiten wie im dargestellten Fall auf, folgt – speziell bei hochpreisigen Gerätschaften – nur selten die mit einer intensiven Suche verbundene Neuanschaffung. Schließlich soll die Erstinvestition nicht umsonst gewesen sein, auch wenn sich diese als wenig praktikabel erweist. Wahrscheinlicher als der Kauf eines passenden Gerätes ist der Rückfall auf die Taktik des Durchwurstelns, „es wird schon irgendwie gehen." Nicht selten erfolgt am Ende eine vermeidbare Einweisung ins Pflegeheim.

Auch wenn das Sachwissen im Laufe der Jahre akkumuliert: An der individuellen, prozessbegleitenden Einzelberatung mit entsprechender kontinuierlicher Recherche-Arbeit führt kein Weg vorbei. Selbst erfahrene Senioren-Technikberater/innen können sich nicht „blind" auf ihre Technikexpertise verlassen.

Weiterführende Literatur

Hochschule Hannover (2015) Beratungsleitfaden zu ELSI-Themen in der Beratung zu altersgerechten Assistenzsystemen (insbesondere Kapitel 8.3.6 und 8.3.7).

5.4 Die Rolle von Angehörigen

Beratung passiert nicht ohne Auftrag und jeder Beratung muss mindestens die Klärung der Frage „Wer will was wozu erreichen?" vorausgehen. Wie auch das eben ausgeführte Hausnotruf-Beispiel belegt, sind die Ratsuchenden nicht immer die unterstützungsbedürftigen Personen selbst. Die Beauftragung durch Dritte kann aber erheblichen Zündstoff bergen.

So sind Berater/innen in der Altenhilfe häufig mit dem Problem konfrontiert, dass durch Gesundheits- und Pflegeversorgung bereits Abhängigkeiten der Klient/innen von Partner/innen, anderen Angehörigen oder professionell Pflegenden entstanden sind. Diese Unterstützer bringen dann Perspektiven und Interessen in den Beratungsprozess ein, die sich von den Wünschen der Hilfeempfänger/innen deutlich unterscheiden können.

Es ist nicht ausgeschlossen, dass sich bei hilfebedürftigen Personen in solchen Situationen eine Angst vor neuen, zusätzlichen Abhängigkeitsbeziehungen entwickelt. Sind die Unterstützungsleistungen durch Kümmerer aus der Familie, der Nachbarschaft oder ambulante Pflegedienste aus der subjektiven Sicht des umsorgten Menschen bereits normaler Teil des Alltags, kann das »Auftauchen« eines Senioren-Technikberaters auch mit dem erneuten, negativ erlebten Eingeständnis von Unselbstständigkeit oder eines besonderen Hilfebedarfs verbunden sein. In der Folge kochen dann Abwehrhaltung oder ganz bewusste Ignoranz hoch, was essenzielle Schwierigkeiten beim Aufbau eines produktiven Beratungssettings zwischen den Berater/innen und den eigentlich Betroffenen provoziert.

Ist dies der Fall, drängt der primär notwendige Aufbau einer offenen, lösungsorientierten Atmosphäre die technische Expertenberatung vorerst in den Hintergrund. Ohne atmosphärischen Umschwung und Vertrauensaufbau hätten Beratungsergebnisse sonst wenig Aussicht auf eine dauerhafte, positive Intervention. Technikberatung ist zwar keine Familienberatung, doch gerade im Umfeld pflegebedürftiger Personen können Konflikte „auf den Tisch kommen", die aus dem Widerstreit zwischen dem Selbstbehauptungswillen der Umsorgten, der Fürsorge der Sorgenden, aber auch dem Entlastungswunsch der Kümmerer entspringt. Hierauf sollten Berater/innen vorbereitet und in der Lage sein, Gespräche und Konflikte lösungsorientiert zu moderieren. Daher ist es – wie oben bereits erwähnt – wichtig, eine Technikberatungsstelle mit anderen Beratungs- und Begleitungsangeboten zu vernetzen, um bei Bedarf weitere, vorwiegend soziale Lösungsoptionen mit einzubringen oder die Klient/innen dorthin weiterzuleiten. Eine Senioren-Technikberatung kann keine Familientherapie anbieten. Die Berater/innen sollten aber wissen, wo es ein entsprechendes Angebot gibt.

Kümmerer und Pflegende sind im Beratungssetting aber auch deshalb gefordert, weil von ihrer Bereitschaft zur Unterstützung von Eingewöhnungs- und Lernprozessen viel für die tatsächliche Verwendung innovativer Technologien im persönlichen Lebensumfeld abhängt. Für sie bedeutet neue Technik unter Umständen eine Intensivierung des zeitlichen Aufwandes, denn sie müssen sich entweder selbst „einfuchsen", des Öfteren Nachfragen beantworten, im Fall von Fehlbedienungen zur Stelle sein oder die Funktionstüchtigkeit überprüfen. Auch wenn die sorgenden Personen nicht die primären Ansprechpartner im Beratungsprozess sein sollten, entwickelt sich zu ihnen aus der Natur der Sache heraus ein Co-Beratungsverhältnis. Berater/innen müssen Familienangehörige, Bekannte oder professionelle Dienstleister für Technik begeistern und zu deren Einsatz motivieren. Denn je unwahrscheinlicher Hilfe von kompetenten Unterstützern ist, desto geringer ist auch die Chance, dass die technischen Möglichkeiten zur Verbesserung der Lebenssituation der unterstützungsbedürftigen Person genutzt und ausgeschöpft werden.

Weiterführende Literatur

Hochschule Hannover (2015): Beratungsleitfaden zu ELSI-Themen in der Beratung zu altersgerechten Assistenzsystemen (insbesondere Kapitel 4.7).

Weinhold, Kathy/Kupfer, Annett/Nestmann, Frank (2014): Ergebnisse einer empirischen Untersuchung zur Bedeutung sozialer Einflussfaktoren auf Zustandekommen, Verlauf und Wirkung sozialpädagogischer und psychosozialer Beratungsprozesse, in: Bauer, Petra/Weinhardt, Marc (Hrsg.): Perspektiven sozialpädagogischer Beratung. Weinheim/Basel, S. 286–309.

Zwicker-Pelzer, Renate (2014): Beratung von Familien im Kontext von Alter und Pflegebedürftigkeit, in: Bauer, Petra/Weinhardt, Marc (Hrsg.): Perspektiven sozialpädagogischer Beratung, Weinheim/Basel, S. 47–64.

5.5 Grenzen der Senioren-Technikberatung

Jede Beratung, auch eine Technikberatung, gerät aus unterschiedlichen Gründen an ihre Grenzen. Sie wird nicht jedem helfen können. Und das soll sie auch nicht! Denn das Selbstbestimmungsrecht der Einzelnen markiert eine rote Linie, die auch gut gemeinte Unterstützungsangebote nicht verletzen dürfen. Menschen haben das Recht auf die eigene Katastrophe und dürfen Hilfe ausschlagen. Es ist wichtig, diesen Grundsatz im Hinterkopf zu behalten und vor allem dann abzurufen, wenn die initial Anfragenden aus dem Umfeld der eigentlich betroffenen Person stammen. In einem solchen Fall können zwar Informationen zur Verfügung gestellt werden, aber eine eigentliche Beratung im Sinne einer Beauftragung durch den Betroffenen oder die Betroffene, der/die potenziell gar kein „Problem" sieht, kann nicht durchgeführt werden. Im Zentrum steht der Wille der Klient/innen, nicht die gut gemeinten Wünsche der Kinder oder Eltern, der Geschwister oder anderer Wohlgesinnter.

Auch jenseits dieser freiheitlich-philosophischen Grundsatzerwägung existieren Prellböcke, die den Endpunkt von Beratungsunternehmungen festlegen. Sie können in der Person des Beraters oder der fachlichen Ausrichtung der Beratungsstelle begründet sein. Die Kompetenzen und die Lernbereitschaft der Klient/innen, die verfügbare technische Infrastruktur wie die Breitbandversorgung vor Ort und natürlich die Leistungsfähigkeit der Technik selbst erweitern oder verengen den

5.5 Grenzen der Senioren-Technikberatung

Beratungshorizont. Diese Variablen werden von Fall zu Fall anders liegen, weshalb eine allgemein gültige Demarkationslinie der „guten Beratung" Illusion ist.

Die eingangs geführten Diskussionen über die organisatorische Einbettung der Technikberatung und die speziellen Kenntnisse des/der Beratenden sind wichtige Grenzsteine einer kompetenten Beratung. Jenseits dieser Grenze öffnet sich die weite Ebene des Halbwissens und der Vermutungen. Berater/innen, die ihre Wurzeln in der Wohnraumanpassung haben, werden sich ein anderes Limit setzen müssen als Kolleg/innen, die Erfahrungen in der Erwachsenenbildung oder der Pflege gesammelt haben. Manche haben ihre Stärken in der Vermittlung technischer Kompetenzen, andere sind echte Tüftler/innen und finden für knifflige Situationen passende Detaillösungen. Die Person des/der Beratenden mit ihren individuellen Kenntnissen und Vorlieben prägt die Technikberatung stärker als dies in anderen, etablierten Beratungsformen mit durchgeformten Ausbildungspaketen und Zertifikaten der Fall ist.

Die persönlichen Stärken und Schwächen müssen gegenüber den Klient/innen zum Ausdruck gebracht werden, um keine falschen Erwartungen zu wecken und Fehlberatungen zu vermeiden. Selbstbewusste Berater/innen wissen, dass niemand alles wissen kann. Sind die persönlichen Grenzen erreicht, sollte die Möglichkeit genutzt werden, Klient/innen mit ihrem Einverständnis an andere Beratungsstellen weiterzuleiten, die an der Nahtstelle anknüpfen können.

Doch auch die Fähigkeiten der Technik, Unterstützung zu leisten, definieren Grenzen. Diese können ethischer Natur sein, was beispielsweise an der fließenden Linie zwischen Hilfe, Entmündigung und Überwachung sichtbar wird. Eine Webcam kann pflegenden Angehörigen den Blick in die Wohnung des Pflegebedürftigen gestatten, damit Wege sparen oder Hilfe beschleunigen. Gleichwohl steht damit auch die Privatsphäre des Pflegebedürftigen zur Disposition, der seine Autonomie einbüßt.

Weiterhin müssen unrealistische Vorstellungen „gerade gerückt" werden, die sich Technik als die „eierlegende Wollmilchsau" wünschen. Ein GPS-Ortungsgerät kann nicht verhindern, dass ein demenziell veränderter Angehöriger im Schlafanzug auf der Straße von einem Bus erfasst wird. Dieser Grenzen muss sich ein Beratender, aber auch ein/e Klient/in bewusst sein. Selbst ein Hausnotrufgerät kann keine Notfälle und Stürze verhindern, sondern als einziges Versprechen geben, dass ein Nutzer oder eine Nutzerin bei Nichtbetätigen der Tagestaste nach 23 Stunden und 59 Minuten gefunden wird – tot oder lebendig.

5. Der Beratungsprozess

Ein Grenzfall ist die Beschaffung von Produkten: Kommunale Senioren-Technikberatung hört bei einer Empfehlung von Möglichkeiten auf – sie sollte darauf verzichten, Produkte für ihre Klient/innen einzukaufen oder diese Geräte zu installieren und zu warten! Gibt es keine andere Möglichkeit für eine Beschaffung oder ist kein qualitativ hochwertiges Produkt auf dem (deutschen) Markt oder keine benötigte Dienstleistung dazu verfügbar, so gerät Beratung an eine weitere Grenzlinie.

Trotzdem braucht man den Kopf nicht in den Sand zu stecken, sondern sollte die heimische Wirtschaft im Rahmen der Netzwerkkontakte auf die unbefriedigende Situation und die bestehenden Angebotslücken hinweisen. Berater/innen, die sich intensiver für die Verbesserung der Beschaffungssituation engagieren möchten, können auch den Aufbau eines von der Senioren-Technikberatung moderierten Anbieternetzwerkes angehen oder z.B. durch die Etablierung eines eigenen Qualitätslabels für kooperationsbereite Unternehmen zusätzliche Anreize für die örtlichen Marktteilnehmer setzen.

Letzten Endes spielt auch Geld immer eine Rolle. Die Finanzierung von erarbeiteten Lösungsmöglichkeiten stößt schnell an die Grenzen der Zahlungsfähigkeit oder der Zahlungsbereitschaft, was die Umsetzungswahrscheinlichkeit erheblich einschränkt und damit auch den Erfolg der Beratung unter einen monetären Vorbehalt stellt. Diese Restriktionen können gemildert werden, wenn der Beratungsauftrag auch die Akquise von Zuschüssen umfasst. Die Erfahrungen zeigen, dass es sich oft lohnt, im Auftrag von Klient/innen Widerspruchsverfahren gegen Kranken- und Pflegekassen buchstäblich durchzuboxen. So gelang es den Autor/innen während der Projektphase der „Kommunalen Beratungsstellen – Besser leben im Alter durch Technik" mehrfach, für technische Einzellösungen wie Klingelverstärkungen Zuschüsse der Kassen zu erstreiten.

Zu manchen Problemen gibt es aber auch einfach keine (technische) Lösung! Es kann z.B. auch Faktoren wie dem Schnitt der Wohnung oder der Nichtverfügbarkeit von Mobilfunkempfang, der generellen Technik(in)akzeptanz oder den kognitiven und körperlichen Einschränkungen der Klient/innen geschuldet sein, dass keine der zunächst passend erscheinenden Lösungsmöglichkeiten zum Zuge kommt. Dann ist es gut, mit der Senioren-Technikberatung Teil eines Netzwerkes zu sein, um die Ratsuchenden an ein besser passendes Informationsangebot vermitteln zu können.

Weiterführende Literatur

Hochschule Hannover (2015): Beratungsleitfaden zu ELSI-Themen in der Beratung zu altersgerechten Assistenzsystemen.

6. Die Zielgruppe „Senior/innen" erreichen

Wie bereits in der Einleitung zu unserer Broschüre angedeutet, tut Senioren-Technikberatung gut daran, genau zu durchdenken, wie sie ihre Zielgruppe(n) optimal erreichen kann. Denn auch ein anfängliches Desinteresse der Adressaten ist nicht überraschend, da sich Senior/innen in der Regel entweder noch zu jung fühlen, um über das (eigene) Alter(n) nachzudenken, oder sich für zu alt halten, um sich intensiver mit neuer Technik auseinanderzusetzen.

Wie es dennoch gelingen kann, ältere Menschen vom Nutzen technischer Geräte zu überzeugen und sie zu motivieren, sich auf die Heranführung an (auch ungewohnte) Bedienungsroutinen einzulassen, ist Gegenstand des nachfolgenden, im Unterschied zu den vorhergehenden Kapiteln stärker theoretisch ausgerichteten Abschnitts. Hier wird die aktuelle sozialwissenschaftlich-gerontologische Fachdiskussion zum Thema „Alter und Technik" skizziert und in Kernaussagen für ein wissenschaftlich fundiertes Kommunikationskonzept überführt. Dabei geht es uns nicht darum zu erklären, was – von einer objektiv-wissenschaftlichen Warte aus betrachtet – *das* Alter ist. Wir wollen unsere Leserschaft vielmehr dafür sensibilisieren, wie lebensältere Menschen „Alter" definieren und was sie vom Altwerden halten. Es geht also um die Betrachtung von Alter und Technik aus der Perspektive der Beratungsadressaten.

Im ersten Abschnitt „,Alte Menschen' verstehen" gehen wir von der grundsätzlichen Feststellung aus, dass Alter im entwickelten Sozialstaat keine natürlich-biologische Gegebenheit ist, sondern eine kulturelle Konstruktion, die zwischen negativen, defizitorientierten Altersbildern und der Affirmation einer aktiven, vom Zwang der Erwerbsarbeit befreiten Lebensphase hin und her pendelt. Zwischen der Betonung der Möglichkeiten zur persönlichen Entfaltung und der Furcht vor dem todesnahen Dahindämmern füllen die Vorstellungen vom Altwerden einen breiten Sinnhorizont aus. Sie fußen auf einem „Strukturwandel des Alters" (Tews 1993), der den Charakter des Alters von einer als Einheit gedachten Abschlussphase des Lebens zu einer Verkettung unterschiedlichster Sequenzen umgeformt hat und in dessen Folge verschiedenste Lebensstile innerhalb der Gruppe der Älteren hervorgetreten sind.

Diese Vielfalt des Alter(n)s wird in der Wissenschaft durch die theoretische Ausdifferenzierung verschiedener Alter(n)sprozesse nachvollzogen. Darin ähneln sich Denkansätze, welche das Alter – ausgehend von der Ruhestandsphase der Normalbiografie – mindestens in ein aktives, drittes Alter und das vierte Alter der Hochbetagten unterscheiden oder, wie die Theorie des funktionalen Alter(n)s, Entwicklungschancen und Verlustdynamiken in einzelnen Lebensbereichen aufspüren. In diesem Kontext widmet sich die Diagnose einer generellen Verjüngung des Alters bezogen auf die mentale Lage der Alternden.

Im Mittelpunkt des entwicklungspsychologischen Abschnitts steht die Theorie des erfolgreichen Alterns. Mit ihrer Hilfe gelingt es zu begreifen, warum ältere Menschen trotz nachlassender Handlungsfähigkeiten ein hohes Maß an Zufriedenheit bewahren und gerade bei widrigen Lebensumständen ein paradoxes Wohlbefinden erzeugen können. Ergänzt werden diese Überlegungen durch die Reflexion subjektiver Kosten-Nutzen-Kalkulationen, mit denen Alter(n)de mögliche Veränderungen in ihrem Lebensumfeld bewerten. So entwickelt sich eine Perspektive, aus der Hypothesen darüber abgeleitet werden können, ob ältere Menschen mögliche (technische) Anpassungsleistungen zum Erhalt der Lebensqualität als rational einschätzen oder ob ein gegenteiliges Urteil wahrscheinlich ist. Letztlich referieren wir, inspiriert vom Gesundheitsmarketing und der Konsumentenpsychologie, die Möglichkeit, mittels emotionaler Appelle Einstellungsänderungen zu bewirken.

Ein eigener Abschnitt widmet sich dann dem Verhältnis von Alter und Technik. Durch Rückgriff auf das bereits vorgestellte Theorem der Verjüngung des Alters werden zunächst technikimmanente Faktoren benannt, die sich positiv oder negativ auf das Zulassen technischer Innovationen im privaten Lebenskreis auswirken können. Um den Einfluss der technischen Primärsozialisation gewichten zu können, wird anschließend das Konzept der Technikgenerationen vorgestellt. Danach sind die in der Jugend üblichen Anwendungsgebiete technischer Geräte und die mit ihnen verbundenen Bedienungsgewohnheiten für das Technikverständnis im weiteren Leben prägend und noch im Alter als Bewertungsmaßstäbe präsent. Weitere Entscheidungskriterien für die – immer aus der Perspektive der potenziellen Nutzer/innen gedachten – Sinnhaftigkeit von Technik liefert das Konzept der „Alltäglichen Lebensführung". Es weist darauf hin, dass unser Alltag durch die unbewusste Verknüpfung von Routinen eine Struktur erhält, in der technische Innovationen in der Regel nur „Sinn" machen, wenn sie an vorhandene Routinen anknüpfen oder dem üblichen, alltagspraktischen Gebrauch technischer Applikationen weitgehend entsprechen.

Aus den theoretischen Überlegungen werden praktische Schlussfolgerungen gezogen und 20 konkrete Handlungsempfehlungen formuliert. Dazu werden in einem ersten Schritt kurz und knapp jene Faktoren benannt, welche ältere Menschen zu einer Inanspruchnahme von Senioren-Technikberatung motivieren. Dem folgt ein summarischer Überblick über wesentliche Zugangsbarrieren, die zwischen dem Beratungsangebot und der älteren Zielgruppe stehen. Für den Erfolg der Senioren-Technikberatung ist das Überwinden dieser Hürden essenziell. Diesem Zweck dienen die Handlungsempfehlungen für die motivierende Kommunikation mit der vielschichtigen Zielgruppe der Alternden.

6.1 „Alte Menschen" verstehen

Der Übergang in den Ruhestand als Teil der „Normalbiografie"

Unsere Vorstellungen vom Älterwerden sind eng mit der Zahl gelebter Jahre und der davon abgeleiteten Stellung auf einem biografischen Zeitstrahl verbunden. Dieser idealtypische Lebens(ver)lauf orientiert sich an einer selbstverständlich gewordenen „Normalbiografie": Sie beginnt mit dem *ersten Alter*, der Zeit der Kindheit und Jugend, die eine lange während Ausbildungsphase einschließt. Nach dem Abschluss von Schule, Lehre und/oder Hochschule verbringen wir dann – im *zweiten Alter* – den größten Teil der Lebenszeit „bei der Arbeit" und leisten in der erwerbsfreien Zeit Erziehungs- und Familienarbeit, bevor wir uns, vom Zwangskorsett dieser Verpflichtungen befreit, im *dritten Alter* auf dem Altenteil zur Ruhe setzen.

Diese Normalbiografie ist auch für unsere Vorstellungen vom Alter höchst bedeutsam, denn sie fixiert eine enge Verbindung zwischen der Zahl gelebter Jahre und dem gesetzlich geregelten Übergang vom Erwerbsleben in den Ruhestand. Mit dem „Abschied aus dem Betrieb" und der Freistellung von der Erwerbsarbeit sind aus gesellschaftlicher Perspektive Wegmarken eingepflockt, hinter denen das (dritte) Alter beginnt.

Dabei ist die Herkunft des „Rentenalters" weder biologischen oder medizinischen Ursprungs und hat seit der Rentenreform in den 1950er-Jahren kaum noch einen Bezug zu der tatsächlichen Leistungsfähigkeit Alternder. Sie ist politisch gesetzt und zielt auf die Durchsetzung einer wirtschafts- und sozialpolitischen Agenda: Wer die Altersgrenze erreicht, wird aus der Erwerbsgesellschaft ausgebürgert und per Stichtagsregelung in das Reich der Alten abgeschoben, weil der Ruhestand der Umverteilung des knappen Gutes Lohnarbeit zu Gunsten junger Berufseinsteiger dient.

Nun hat der Soziologe Martin Kohli aber in den 1990er-Jahren darauf hingewiesen, dass dieser politische Stammbaum im Alltagsdenken nicht präsent ist. Wir haben uns daran gewöhnt, altersabhängige Merkmale wie die Entberuflichung aus Altersgründen zu „renaturalisieren" und mit entsprechenden Rollenerwartungen zu verknüpfen. Das gilt auch für das Alter: Für uns ist es ganz „natürlich", dass man spätestens in der Mitte des siebenten Lebensjahrzehnts im Büro die Segel streicht und fortan zu den Senior/innen zählt. 70-Jährige, die täglich „schaffen" gehen, sind seltene und kuriose Ausnahmen.

Die betroffenen Jung-Rentner/innen sind von solch hintergründigen Grübeleien freilich kaum angekränkelt. Sie erleben Momente der Befreiung, erfreuen sich lebenslustig und erlebnishungrig oft guter Gesundheit, sind aktiv und materiell in der Regel (noch) gut ausgestattet. Kaum etwas, das traditionell zum defizitorientierten Bild des Alters gehört, ist bei der Mehrheit der jungen Ruheständler aktuelle Lebensrealität. Als Konsument/innen, Tourist/innen, Ehrenamtliche und (treue) Wähler/innen avancieren die „verjüngten Alten" in ihrem dritten Lebensabschnitt zu umworbenen Lieblingen von Industrie, Gesellschaft und Politik. Wenngleich der Zusammenhang zwischen Ruhestand und Lebensalter evident ist, wird – aus der Perspektive der Betroffenen – die Verbindung zwischen Ruhestand und Altsein allenfalls lose gehalten.

Damit haben wir einen wichtigen Punkt freigelegt: Die am Lebenslauf und der Zahl gelebter Jahre orientierte Altersmarkierung des Sozialstaates hält mit der Ausdehnung der Lebenserwartung nicht Schritt. Das Ende der Regelerwerbstätigkeit markiert zwar den Beginn des sozialen Alters, hat aber mit dem typischen, von biologischen Verlusten geprägten Altsein kaum etwas zu tun. Rentner/innen und Pensionär/innen gelten als Senior/innen, fühlen sich jedoch als leistungsfähige Erwachsene. In der Regel liegen vor ihnen noch ein bis zwei Jahrzehnte der Selbstständigkeit, Initiative und Lebenslust. Die jungen Ruheständler vertagen das Alter als das „Warten auf das Ende" auf später und genießen bis dahin die „späte Freiheit" – auch vom Altwerden.

Nun könnte Senioren-Technikberatung natürlich abwarten, dass sich im Lauf des fortschreitenden Alter(n)s die Schere zwischen der sozialen Altersklassifikation und dem Selbstgefühl ihrer Adressaten wieder schließt. Doch wie wir noch sehen werden, halten die Ruheständler auch als Hochbetagte, solange es geht, an einem Selbstkonzept des „best-agers" fest.

„Drittes" und „viertes" Alter

Die mit dem Alter befasste Sozialwissenschaft hat diese partielle Entleibung des – vom Erwerbszwang freigestellten – Alters vom Alt-Sein aufgenommen und darauf mit einer Welle von Differenzierungen reagiert. So hat sich ein Blick auf das Leben im Ruhestand durchgesetzt, der diese Lebensphase als Prozess begreift, der in mehreren Etappen verläuft. Die Vorstellung von einer „Einheit des Alters" als dritter Phase der Normalbiografie wird an den Nagel gehängt, und an ihre Stelle tritt die Parzellierung in ein *drittes* (junges) und *viertes* (altes) Alter.

Damit zerfällt der Ruhestand in zwei sehr unterschiedliche Lebensphasen: Dem gesundheitlich robusten und aktiven – *dritten* – Alter stehen die weniger optimistischen Lebensjahre der Hochbetagten gegenüber, das sogenannte *vierte Alter*. Auch wenn das Bild vom Alter als einer insgesamt problematischen Lebensphase in der Mottenkiste verschwindet, bleibt das Alter(n) eben doch eine „schiefe Ebene", auf der eine wachsende Zahl alternder Menschen in die Normalität aus fortschreitenden Kompetenzverlusten und Dysfunktionen abrutscht. So bietet sich jenseits des achten Lebensjahrzehnts häufig ein Belastungsszenario, in dem Defiziterfahrungen in die zentralen Lebensbereiche alternder Menschen vorrücken. Wie der Sechste Altenbericht der Bundesregierung konstatiert, befindet sich mehr als die Hälfte der über 85-Jährigen in gesundheitlich als schlecht zu charakterisierenden Alterslagen; bei den über 90-Jährigen sind es sogar zwei Drittel. Mit der defizitären Dynamik verändert sich auch die Lebenslage Alternder. Der Verlust an Selbstständigkeit nimmt zu, die soziale Kontaktdichte dünnt aus und der Lebensradius verkürzt sich nach und nach auf die eigene Wohnung. So unterstreicht der Heidelberger Gerontologe Andreas Kruse, die „Potenzialperspektive" des Alter(n)s müsse stets auch aus demografiepolitischer Perspektive integrativ in Verbindung mit der „Verletzlichkeitsperspektive" des Alter(n)s gedacht werden.

Senioren-Technikberatung vollzieht diese Differenzierung durch das Separieren von Zielgruppen nach, die sich weniger durch ihr kalendarisches Alter als vielmehr durch ihre Lebenssituation unterscheiden. Denn mit den Alter(n)sphasen sind immer auch spezifische Anreize und neue Limitierungen für die Lust und die Bereitschaft zum Ausprobieren assistiver Technik verbunden. So ist dem *dritten Alter* die Gruppe der *präventiv Interessierten* zugeordnet, während *Menschen mit Unterstützungsbedarf* als Ratsuchende erscheinen, wenn sich die Passage zum *vierten Alter* vollzieht oder vollzogen hat. Vertreter der Gruppe der *nachholenden Modernisierer* sind in beiden Lebensabschnitten zu finden.

Das „funktionale Alter(n)"

Während der Eintritt in den Ruhestand und damit der Übergang vom *zweiten* zum *dritten Alter* per Stichtag vollzogen werden, ist eine ähnlich klare Deutung für die Passage vom *dritten* zum *vierten Alter* nicht möglich. Das Alter(n) ist vielschichtig und hat sich jeder abbauorientierten Einseitigkeit entledigt. Damit büßt die Zahl gelebter Jahre, so unsere bisherige Argumentation, ihre Aussagekraft für die gesundheitliche und körperliche Verfasstheit Alternder weitgehend ein. Ein hohes Alter bedeutet nicht automatisch Krankheit und Siechtum, auch wenn die Alterungsprozesse natürlich unweigerlich voranschreiten und nicht beliebig verzögert oder gestaltet werden können. Selbst die hohe Pflegewahrscheinlichkeit in der zehnten Lebensdekade weist zwar auf die Zunahme kritischer Lebenslagen hin, allerdings nimmt die Mehrzahl pflegebedürftiger Menschen weiterhin am familiären und sozialen Leben teil, sie wohnt oft in der eigenen Wohnung und sie wird nicht daran gehindert, neugierig zu sein und Unbekanntes auszuprobieren. Pauschale Analogien greifen nicht mehr. Für die Erfassung der Variabilität des Alters ist ein feineres Raster notwendig: das „funktionale Alter(n)".

Die Grundidee des „funktionalen Alter(n)s" ist einfach und beruht auf der Dekonstruktion des Lebenskreises in verschiedene Funktionsbereiche, die bei Bedarf einer detaillierten Inventur unterzogen werden. Wesentlich ist die abnehmende Bedeutung des kalendarischen Alters einer Person und der daraus abgeleiteten stereotypen Einschätzungen. An deren Stelle treten Analysen der biologische(n), mentale(n), psychische(n) und soziale(n) Alternsprozesse. Die differenzierte Inspektion der (Rest-)Bestände an Kompetenzen, Fertigkeiten und sozialen Kontakten, das Erfassen des gesundheitlichen Zustands und der geistigen Regsamkeit geben einerseits den Zäsuren im Alternsprozess ein Datum. Andererseits – und dies ist der eigentliche Clou – wird es nun möglich, innerhalb einer Person die unterschiedliche Geschwindigkeit von verschiedenen Alterungsverläufen sichtbar zu machen und gezielt zu referenzieren. Das funktionale Alter(n) ist ein differenzierter Prozess, in dem Lebensbereiche mit fortgesetzter Kompetenz mit zunehmenden Dysfunktionen in anderen Lebensbereichen parallel laufen. Der Körper muss nicht gesund sein, um einen gesunden Geist zu beheimaten. Und umgekehrt.

Die praktische Bedeutung dieses Konzeptes für die Senioren-Technikberatung kann gar nicht hoch genug eingeschätzt werden. Sie fordert Berater/innen insbesondere dazu auf, die Bruchkanten zwischen den Lebensbereichen mit einem hohen Grad an Selbstständigkeit, Zufriedenheit und Wohlbefinden und den Sphären mit wachsendem Unterstützungsbedarf nachzuvollziehen, um die Beratung daran auszurichten.

Wenn alternde Menschen spüren, dass die Fähigkeiten in einem Funktionsbereich nachlassen, suchen sie dafür gezielt nach Lösungen. Deshalb können Beratungsangebote analog zur Differenzierung von Zielgruppen auch an einzelne Funktionsbereiche des Alltagslebens adressiert werden. Beratungsinhalte positionieren sich als praktische Hilfestellung für die aktuell von den Klient/innen als schwierig empfundenen Details des Alltagsvollzuges.

Daran anknüpfend können Berater/innen auf einen globalen Problemlösungsansatz verzichten und sich auf die Schwierigkeiten konzentrieren, die von den Klient/innen selbst angesprochen werden. In den meisten Fällen werden Berater/innen als objektive, außenstehende Beobachter/innen natürlich mehr veränderungswürdige Zustände entdecken, als die Klient/innen von sich aus bearbeiten wollen. Dennoch empfiehlt es sich unbedingt, die engen Grenzen der von den Ratsuchenden aufgerufenen Probleme zu respektieren und den Erfolg der anschließenden kompensatorischen Bemühung abzuwarten. Machen die Klient/innen mit Senioren-Technikberatung gute Erfahrungen, werden sie wiederkommen und so die Möglichkeit zu einem langfristig angelegten Fallmanagement eröffnen.

Weiterhin sind Berater/innen erneut aufgefordert, auf die (traditionelle) Altersrhetorik zu verzichten und die Hilfe durch (technische) Assistenz als Chance auf die Entwicklung der Persönlichkeit hervorzuheben. Denn Alternde betrachten das Altwerden durch die festsitzende Brille pessimistischer Altersbilder und würden sich am Eingeständnis, alt zu sein, gern vorbeimogeln (dazu mehr im übernächsten Abschnitt zu „Altersbildern"). Dabei hilft ihnen die Gleichzeitigkeit von ungeminderten Fähigkeiten und fortschreitenden Einbußen, denn sie bietet die Möglichkeit, Prioritäten neu zu setzen. Alltagsverrichtungen, die schwerfallen, werden in ihrer Bedeutung zurückgestuft; was leicht fällt und gut gekonnt wird, steigt in der Wertehierarchie nach oben. So behalten ältere Menschen bei Funktionsverlusten das gute Gefühl bei, alles im Griff zu haben.

Wegen dieser positiven Wirkung für das Selbstwertgefühl sind die dynamischen Prozesse des Auf- und Abstiegs aber wirkungsmächtige Konkurrenten für Beratungsangebote. Wenn Verlusterfahrungen so verarbeitet werden, dass „Verzichten müssen" weniger schmerzt, bleibt Hilfe von Fremden – als Menetekel des unterstützungsbedürftigen Altseins – entbehrlich. Die Mehrheit der betagten Menschen wird Beratungsstellen wahrscheinlich meiden, wenn der Besuch die Distanz zum ungewollten Alter verkürzt und ein Lebensgefühl zu beschädigen droht, welches durch das Rangieren mit Prioritäten sorgsam bewahrt wird.

Die „Verjüngung des Alters"

Das mit dem Lebenslauf assoziierte soziale Alter(n) und die empirisch feststellbaren Alter(n)sprozesse driften also auseinander. Diese Kluft zwischen den gesellschaftlichen Zumutungen und der Selbstwahrnehmung der Alternden hat neben dem funktionalen Alter(n) eine weitere bemerkenswerte theoretische Reaktion ausgelöst. Es ist das Konzept der „Verjüngung des Alters", das Hans Peter Tews in seinem Schule machenden Aufsatz über „Neue und alte Aspekte des Strukturwandels des Alters" 1993 entwickelt hat.

Im Kern beschreibt diese Konzeption die reibungsintensive Bewegung zweier gegenläufiger Prozesse. So stellt Tews fest, dass Menschen einerseits gezwungen sind, sich zu einem Zeitpunkt mit Altersproblemen auseinanderzusetzen, in denen sie sich subjektiv der Gruppe der Alten noch nicht zurechnen. Als Beispiele führt der Autor die hohe Bedrohung älterer Arbeitnehmer/innen durch Langzeitarbeitslosigkeit oder die frühe Entberuflichung an. Andererseits wird die Alter(n)sphase durch die Befreiung von Erwerbs- oder Erziehungspflichten, ein materiell hohes Lebensniveau und das – bis ins hohe Alter reichende – Ausbleiben typischer Alterssymptome wie Krankheiten oder Pflegebedarf aufgewertet. Insbesondere durch den vergleichsweise positiven Gesundheitsstatus bleiben ältere Menschen heute länger jung.

Ein prominenter – öffentlich oft positiv pointierter – Beleg für die Verjüngung des Alters ist die Diskrepanz zwischen chronologischem und subjektiv eingeschätztem Alter in der Selbstwahrnehmung Alternder. Die Verbreitung einer jugendlichen Mentalität und die Beibehaltung entsprechender Verhaltensweisen unter älteren Menschen sind demnach markante Charakteristika der alternden Gesellschaft.

Diese Effekte sind vielfach nachgewiesen. So ermittelte die *Generali Altersstudie 2013*, dass sich 80- bis 85-jährige Deutsche im Durchschnitt 9,3 Jahre jünger fühlen, als sie tatsächlich sind, und sich 34 % dieser Altersgruppe nicht als alt bezeichnen würden. Als Ursachen für das mit der Verjüngung einhergehende, überwiegend positive Lebensgefühl gelten die erhebliche Verbesserung der subjektiven Gesundheitsbilanz und ein „Fahrstuhleffekt" (Ulrich Beck), der die Altersschwellen, an denen die Handlungsfähigkeit und die Gesundheit nachlassen, nach oben verschoben hat.

Die Selbstwahrnehmung des Jung-Geblieben-Seins findet auch in den Banalitäten des Alltags ihren Widerhall. So ist die heutige ältere Generation sportlich aktiver und steht Innovationen offener gegenüber als Ältere früher. 46 % der 75- bis 79-Jährigen sitzen regelmäßig am Steuer eines Autos, und während vor 30 Jahren nur jede vierte Frau zwischen 65 und 74 Jahren in Westdeutschland Lippenstift verwendete, tut dies heute jede zweite. Auf der Grundlage solcher Belege gelangen dann auch die Autor/innen des Sechsten Altenberichts zu der allgemeinen Schlussfolgerung, dass die Lebensmitte, die Lebensart der 50- bis 60-Jährigen, zum universellen Maßstab des guten Lebens für lebensältere Menschen avanciert und die Konservierung der für sie typischen Lebensstile eine Daueraufgabe bis in das hohe Alter ist. Dieser Aspekt der Verjüngung des Alters hat für die Senioren-Technikberatung allerdings nicht nur positive Implikationen, denn grundsätzlich ist eine Zielgruppe, die sich an die fortwährenden Illusion eigener Alter(n)slosigkeit hängt, für die Inanspruchnahme einer Senioren-Technikberatung schwer zu motivieren.

Auf der Habenseite kann trotzdem ein plausibler Anknüpfungspunkt für Beratungsangebote vermerkt werden. Wenn das Lebensgefühl der sechsten Lebensdekade auch für Menschen im hohen Alter der Maßstab für die Bewertung des eigenen Lebensstils bleibt, scheint es durchaus sinnvoll, die Dienstleistungen der Senioren-Technikberatung als „Brücke" anzubieten, welche die gewollte Bindung an die sich immer weiter entfernende Lebensmitte bewahrt. Das positive, jugendliche Image moderner Technik und das tatsächliche Potenzial von technischer Assistenz zur persönlichen Weiterentwicklung oder für das Wiedererlangen von verlorener Lebensqualität können dieses Bemühen sogar noch unterstützen.

Andererseits darf nicht übersehen werden, dass die Betonung des aktiven, *dritten* Alters ungewollt Prozessen Vorschub leisten könnte, die einer Annahme von Beratungsangeboten während des *vierten*, unterstützungsbedürftigen Alters entgegen arbeiten. Denn die Propagierung eines erfolgreichen Alter(n)s, dessen Kernpunkte die stete Weiterentwicklung der Persönlichkeit, die fortgesetzte gesellschaftliche Teilhabe, Erlebnis- und Genussfähigkeit sind, kann leicht zur Kontrastfolie werden, vor der das Altsein und die wachsende Abhängigkeit hochbetagter oder kranker Menschen von den Betroffenen vom unhintergehbaren Schicksal zum persönlichen Versagen umgedeutet wird. Diese pessimistischen Szenarien könnten Menschen mit akutem Hilfebedarf deswegen vor der Inanspruchnahme von Beratung abhalten, weil sie aus Scham fürchten müssen, dass ihnen die Unterstützungsbedürftigkeit den Makel der Schwäche anheftet.

Altersbilder

Die Lebensabschnitte der zu Beginn angeführten Normalbiografie sind fest mit sozialen Rollenkonfigurationen verknüpft, die allgemein geteilte Erwartungshaltungen darüber speichern, wie man sich entsprechend seines Alters typischerweise verhält. Solche sozial-normativen Zuschreibungen existieren natürlich auch für die Altern(s)phase und begegnen uns als Altersbilder.

Der Sechste Altenbericht der Bundesregierung definiert Altersbilder als die persönlichen und gesellschaftlichen „Vorstellungen vom Alter (Zustand des Altseins), vom Altern (Prozess des Älterwerdens) oder von älteren Menschen (die soziale Gruppe älterer Personen)". Sie manifestieren sich in kollektiven und subjektiven Vorstellungen und Stereotypen, die nur teilweise als explizite Denkbilder kommuniziert werden können. Denn vieles, was wir vom Alter halten oder erwarten, ist für uns im Lauf des Lebens so selbstverständlich geworden, dass wir es als unausgesprochene Voraussetzungen mit uns herumschleppen.

So sind Altersbilder das „Schatzkästchen", in dem wir unsere Erfahrungen mit dem Alter ablegen, diese ab und zu neu sortieren und davon das jeweils Wichtigste bewahren. Bereits als Kinder beginnen wir mit der Konstruktion von Altersbildern, wenn wir etwa unsere Erfahrungen mit alten Menschen wie Großeltern oder grantelnden Nachbarn machen. Später arbeiten wir mit älteren Kolleg/innen zusammen, beneiden wir Rentner/innen um ihre Freizeit und noch viel später, im Ruhestand, beobachten wir Altersgenoss/innen, denen es vielleicht gesundheitlich besser oder schlechter geht als uns selbst.

Altersbilder sind also das gemeinsame Ergebnis von Sozialisationserfahrungen und den Einflüssen der aktuellen Lebenssituation. Sie bilden sich in jeder Lebensphase, denn auch ältere Menschen arbeiten an Altersbildern und modellieren bereits vorhandene Vorstellungen über das Alter durch Erfahrungen mit dem eigenen Älterwerden. Altersbilder sind daher nicht fix und ein für alle Mal feststehend, sondern offen für Einflüsse und prinzipiell veränderbar.

Trotz dieser Plastizität haben aber zahlreiche Studien nachgewiesen, dass sich stereotype Vorstellungen über das Alter zwischen jüngeren und älteren Erwachsenen kaum unterscheiden, wobei zwei Altersbilder dominieren: die schwachen und lästigen Alten und die weisen Alten.

So ist auch für ältere Menschen das Attribut „alt" ungebrochen negativ besetzt und wird mit Blick auf physische und kognitive Entwicklungen intensiv mit dem Thema Gesundheit verknüpft. Altsein wird – im Gegensatz zum Standardlebenslauf der Normalbiografie – nicht mit der Zahl der Jahre gemessen, sondern von den Alternden als Ausdruck einer abhängigen, immobilen Lebensweise verstanden. Mit dem Alter sind also vornehmlich Ängste verbunden, die sich auf den Verlust der aktiven und selbstständigen Lebensführung des dritten Alters beziehen. Wenn die gewohnten Handlungsspielräume durch gesundheitliche Beeinträchtigungen bedroht sind oder die defizitäre Entwicklung bei Gleichaltrigen beobachtet wird, nehmen diese Verlustängste bei älteren Menschen zu. Die Sorge vor dem Altsein verstärkt sich noch durch die Befürchtung, bei Eintritt der Pflegebedürftigkeit auf die Hilfe der Kinder angewiesen zu sein und ihnen dadurch zur Last zu fallen.

Dieses Motiv tauchte in den von uns geführten Gesprächen immer wieder auf und schürt die Furcht, in eine Spirale von Hilflosigkeit und Unterstützungsbedarf zu geraten. Auf diesem Nährboden nistet der Wunsch, das Siechtum der Hochaltrigkeit zu überspringen und durch den Tod aus einem aktiven Leben gerissen zu werden. Im Selbstbild der Alternden hat das Alter der Hochbetagten selten einen Platz.

Andererseits gelten ältere Menschen aufgrund ihrer (Lebens-)Erfahrungen als geschätzte Ratgeber und Fachleute. So ist die Bewahrung des Wissens, welches mit dem Ausscheiden älterer Mitarbeiter/innen verloren gehen könnte, für Unternehmen und Verwaltungen eine zentrale Herausforderung bei der Bewältigung des demografischen Wandels. Nimmt man weiter die vorgestellte These von der ungebrochenen Anziehungskraft der Lebensmitte ernst, darf getrost unterstellt werden, dass ältere Menschen an intellektueller Regsamkeit und dem fortgesetzten Aufbau von Kompetenzen interessiert sind. Die prall gefüllten Hörsäle von Seniorenuniversitäten und Generationenhochschulen geben davon Zeugnis, dass die kontinuierliche Erweiterung des Horizonts fester Bestandteil des Altersbildes ist. Die Neugier lässt sich auch durch die selbst unterstellte Anspruchslosigkeit des Alters nicht ausbremsen, wie die Antwort einer 84-jährigen Frau auf die Frage belegt, ob es ein technisches Gerät gebe, das sie gern ausprobieren würde:

„Ja, welches Gerät? [dann lebhaft] Ein Staubsauger, ja, so ein Staubsauger, der alleine sauber macht. Den kennen Sie doch, ja? Das wäre ganz (.) in Ordnung. (.) Ich wüsste nicht, was ich sonst noch brauche. Man wird ja immer anspruchsloser, je älter man wird."

Treffender kann man die Ambiguität der (Selbst-)Altersbilder nicht auf den Punkt bringen: Man unterstellt sich eine altersbedingte Genügsamkeit und wünscht sich doch einen Roboter zum Gefährten, auch wenn dieser nur Staub saugt. Diese Verbindung aus hartnäckigen Altersstereotypen und grundsätzlich positiver Lebenseinstellung ist für die Senioren-Technikberatung aus verschiedenen Perspektiven von Bedeutung: Altersbilder können dem Beratungsauftrag hilfreich entgegen arbeiten, aber auch als Hemmschuh wirken.

So können die Befunde einerseits das nicht von der Hand zu weisende Problem erhellen, warum Beratungs- und Informationsangebote – zumindest in der präventiven Dimension – mit einem ernsthaften Akzeptanzproblem zu kämpfen haben. Wir können vermuten, dass die Nicht-Inanspruchnahme der seniorenadressierten Leistung Verlustängste ausdrückt und Unterstützungsangebote deshalb zurückgewiesen werden, weil damit subjektiv auch die Rückversicherung verbunden ist, noch nicht alt zu sein.

Andererseits können die Bilder von alterstypischem Verhalten angepasst werden, wenn die Lebensumstände – insbesondere bei Verschlechterung der Gesundheit – dies erforderlich machen. Die situative Plastizität von Altersbildern ermöglicht es Alternden, plötzlich solche Verhaltensweisen positiv zu bewerten und in den Alltag zu überführen, die bisher durch die enge Verbindung zu Schwäche und Hilfebedürftigkeit abgelehnt oder „auf später vertagt" wurden. Wie selbstverständlich hinterließ z.B. bei einer relativ jungen, 67-jährigen Interviewpartnerin die Nutzung eines Hautnotrufgerätes auch einen positiven Abdruck im individuellen Altersbild, nachdem sie binnen eines Jahres zwei Ohnmachtsanfälle erlitten hatte. Sie ordnete – im Gegensatz zu anderen, deutlich älteren Gesprächspartnerinnen – den Hausnotruf als »must have« ein, dessen Anwendung der veränderten Lebenslage angemessen sei und deshalb unbedingt weiterempfohlen werden sollte. Sie selbst hatte das Gefühl, durch die schon bestehende Nutzung des Gerätes ihren Altersgenoss/innen voraus zu sein.

Die Möglichkeit, durch die Nutzung von Technik verloren gegangene Handlungsspielräume zurückzuerobern und sich damit von der Immobilität und Abhängigkeit des Alters erneut zu entfernen, dürfte ein starkes Motiv für die Annahme von Beratungsangeboten sein. Natürlich kann der Wunsch nach persönlicher Weiterentwicklung eine tragfähige Brücke für die Senioren-Technikberatung sein, insbesondere wenn der allgemeine Kompetenzaufbau, wie z.B. das Erlernen von Bedienungsroutinen für moderne IK-Technologien wie Computer, Smartphone oder Internet, angeboten werden.

Auch in der Beratungspraxis der „Kommunalen Beratungsstellen – Besser leben im Alter durch Technik" tauchte immer wieder das Phänomen der sogenannten *Alterspioniere* auf. Viele Ratsuchende bezogen sich bei ihren Anfragen an die Beratungsstelle ausdrücklich auf Altersgenoss/innen, bei denen sie die Verwendung dieses oder jenes Gerätes beobachtet hatten. Diese Techniknutzer entfalteten so für ihre Umgebung unbeabsichtigt eine Vorbildrolle. Senioren-Technikberatung kann solche „Präzedenzfälle", z.B. erfolgreich beratene Klient/innen, konsequent für die PR-Arbeit nutzen, um die Verwendung technischer Assistenz in den Altersbildern zu verankern. Kaum etwas überzeugt stärker als ein persönliches Beispiel, dem Senior/innen nacheifern können.

Das erfolgreiche Altern und das Paradox des subjektiven Wohlbefindens

Es gibt also zahlreiche Gründe dafür, weshalb die einfache Logik des „Wenn Hilfebedarf – dann Beratung" aus sozialwissenschaftlicher Perspektive scheitert. Hauptsächlich dürften dafür die landläufig negativen Einstellungen zum Alter verantwortlich sein, die eine Abwehrhaltung gegen die Attribuierung „alt" zu sein provozieren und dazu führen, dass lebenslagenorientierte Unterstützungsangebote von älteren Menschen ignoriert werden. Doch auch die Entwicklungspsychologie bietet wertvolle Ansätze, die bei der Suche nach Antworten auf die Frage, wie die Zielgruppen zu erreichen sind, Hilfestellung geben können.

Eine Schlüsselstellung nimmt aus psychologischer Perspektive die häufig unterschätzte Anpassungsfähigkeit älterer Menschen an widrige Lebensumstände ein. Wie Untersuchungen zeigen, hinterlassen der fortschreitende Alterungsprozess und die abnehmende Handlungsfähigkeit bei Selbstwertgefühl, Kontrollüberzeugungen und subjektivem Wohlbefinden selbst bei hochaltrigen Menschen kaum Spuren. So stellt denn auch die Psychologin Ursula Staudinger fest, dass die Funktionsfähigkeit von Selbst und Persönlichkeit keine oder nur schwache Zusammenhänge mit dem (kalendarischen) Alter zeigen.

Ältere Menschen besitzen offensichtlich Kapazitäten, die auch bei Zunahme gesundheitlicher Risiken und spürbarer Kompetenzverluste eine gleichbleibend hohe Lebenszufriedenheit garantieren. Diese psychologische Widerstandsfähigkeit tariert die nachlassende sachbezogene Fähigkeit zur Bewältigung des Alltags mit der Überzeugung aus, das Leben „im Griff" zu haben. Wie die Ergebnisse der empirischen Untersuchungen der Berliner Altersstudie zeigen, kann es sich für die Lebenszufriedenheit eines älteren Menschen bei zunehmenden körperlichen Risiken sogar auszahlen, den Dingen ihren Lauf zu lassen. Weil es, auch wenn es schon schlecht geht, noch viel schlechter gehen könnte, besteht kein Grund zur

Klage. Das aktive Aufsuchen von Beratungsangeboten ist von dieser protektiven Haltung denkbar weit entfernt.

Einen Erklärungsansatz für dieses kontraintuitive „Paradox des subjektiven Wohlbefindens" (Ursula Staudinger) liefert das handlungstheoretisch aufgeladene und demografiepolitisch aufgegriffene Konzept des „Erfolgreichen Alterns". Es thematisiert im Kern verschiedene Prozesse des mentalen Ausgleichs, die auf eine bewusste oder unbewusste Anpassung der Leistungsanforderungen an das (noch erreichbare) Leistungsniveau hinauslaufen. Alternde, so die Annahme, sichern sich trotz der objektiven Verschlechterung der persönlichen Situation ein hohes Maß an Zufriedenheit, indem sie die subjektiven Kriterien, die ein gutes Leben ausmachen, leistungsgerecht definieren. So werden Aufgaben, die nicht mehr gemeistert werden können, von vornherein gemieden, um sich das Negativerlebnis des Versagens zu ersparen. Zwar schränkt sich der Aktivitätskreis immer weiter ein, doch gerade diese Selbstbeschneidung stärkt den Eindruck, den Alltag selbst bewältigen zu können. Das Ersuchen um externe Hilfe wird obsolet. Diese Strategie kann lange Zeit fortgesetzt werden und gelangt erst an ihre Grenze, wenn rudimentäre Mindeststandards der Lebensqualität bedroht sind.

Ein typisches Beispiel ist die 75-jährige allein lebende Frau, die sich an unsere Beratungsstelle wandte, weil sie keine Möglichkeit mehr sah, ihre Körperhygiene aufrecht zu erhalten. Zu diesem Zeitpunkt war sie aufgrund einer Arthroseerkrankung bereits längere Zeit nicht mehr in der Lage gewesen, den Einstieg in die Duschwanne zu bewältigen. Wie sich während der Beratung herausstellte, hatte sie sich zuvor längst mit anderen Einschränkungen in ihrem Wohnumfeld arrangiert, die weniger wichtig waren als die tägliche Hygiene. So verzichtete die Frau bereits seit zwei Jahren darauf, den Freisitz vor dem Wohnzimmer zu nutzen. Sie hätte die rund 25 cm hohe Schwelle der Balkontür zwar überwinden können, ängstigte sich jedoch vor einem Sturz. Diesen Verlust an Lebensqualität relativierte die Klientin mit der Bemerkung, dass sie den Balkon bereits über 30 Jahre genutzt hatte und dies ausreichend sei. Die Möglichkeit, den Vermieter der Wohnung um eine einfache technische Abhilfe mittels vorgesetzter Stufe und eines zusätzlichen Handgriffs im Türrahmen zu bitten, hatte sie deshalb nicht in Betracht gezogen. Auch ohne die Nutzung des Balkons fühlte sie sich in der Wohnung wohl. Erst die hygienisch unerträgliche Situation motivierte die Frau darüber nachzudenken, ob es nicht besser sei, die Wohnung ihren Bedürfnissen anzupassen als ihre Bedürfnisse der Wohnung.

Prominentester Vertreter des Ansatzes des Erfolgreichen Alterns ist das sogenannte „SOK-Modell" von Paul B. Baltes und Margret Baltes. Es unterstreicht, dass durch ein dynamisches Zusammenspiel von Selektion, Optimierung und Kompensation auch bei Einschränkungen der Handlungskompetenz ein stabiles Niveau der Zufriedenheit und ein positives Selbstbild erhalten bleiben und ein ausreichendes Maß an subjektivem Wohlbefinden sichergestellt wird:

- *Selektion* meint in diesem Zusammenhang die Ausbildung von Präferenzen und eine damit in Verbindung stehende Wahl von Zielen, die mit den vorhandenen Ressourcen erreicht werden können. Der Möglichkeitshorizont wird mit einem Prozess der Selbstbeschneidung um jene Optionen verkürzt, deren Realisierung erschwert wäre oder nicht lohnenswert erscheint. Selbstwertrelevante Erlebnisse des Misslingens werden so unwahrscheinlicher.

- *Optimierung* bezeichnet dann die Konzentration auf die von vornherein determinierten Ziele und den Einsatz zur Verfügung stehender Ressourcen für deren Erreichung. Das schließt das Erlernen neuer Fähigkeiten mit ein.

- Unter *Kompensation* wird die Reaktion auf den Verlust von Ressourcen verstanden. Dies kann vermehrte Anstrengungen zum Erhalt oder zur Rückgewinnung von Fähigkeiten, wie z.B. Training oder Übungen, sowie den Einsatz kompensierender Hilfen beinhalten.

Mit zunehmendem Alter und nachlassender Handlungsfähigkeit gewinnen Selektion und Kompensation an Bedeutung. Stehen weniger eigene Ressourcen zur Bewältigung des Alltags zur Verfügung, wächst der Druck zur Konzentration auf noch erreichbare Ziele sowie die Mobilisierung verbliebener Fähigkeiten. Ebenso steigt der Wert direkter Assistenz, sei es instrumentelle oder soziale Unterstützung. Die Kunst des erfolgreichen Älterwerdens liegt aus dieser Perspektive entweder in dem Verzicht auf Selbstüberforderung durch das Loslassen von nicht mehr realisierbaren Routinen oder in der Sicherung von zusätzlicher Hilfe, mit der eingetretene Defizite oder Verluste ausgeglichen werden können.

Die Aufgabe von Senioren-Technikberatung wäre es, im Kontext von Selektion, Optimierung und Kompensation anzusetzen und die Möglichkeiten technischer Unterstützung als erweiternde Optionen einzuführen. Gleichzeitig ist die präventive Heranführung an innovative Technologien und die Förderung des Erlernens von Bedienungsroutinen wesentlich, um Alternde in die Lage zu versetzen, die Potenziale assistiver Applikationen für die Kompensation eingetretener Funktionsdefizite überhaupt nutzen zu können.

Kosten-Nutzen-Kalkulationen

In psychologischen Debatten werden weitere Faktoren diskutiert, welche die Offenheit alternder Menschen für Innovationen beeinflussen können. So sind auch die Ergebnisse subjektiv gefärbter Kosten-Nutzen-Analysen ausschlaggebend. Die Logik ist einfach: Nur wenn die Kosten hinter dem angenommenen Nutzen zurückbleiben, scheint es rational, Neues auszuprobieren.

Zu den relevanten Kosten zählen nicht nur die notwendigen monetären Mittel für Anschaffung, Unterhaltung und Betrieb, sondern ebenso die antizipierte Mühe eines erforderlichen Übungs- und Trainingsbedarfs oder Eingriffe in die Privatsphäre. Darüber hinaus ist der unmittelbare Bezug zwischen Problem und Lösung ein wichtiges Entscheidungskriterium. Von Interesse sind nicht der potenzielle Mehrwert und die theoretische Möglichkeitsbreite eine Anwendung, sondern lediglich der konkrete Nutzen, den das Gerät zur sofortigen Verbesserung der eigenen Situation entfalten könnte. Die Verbindung zwischen dem zu bearbeitenden Defizit und dem vorgeschlagenen Instrument muss einleuchten. Die Aufzählung von hypothetischen Zusatznutzen, die in Zukunft eventuell auch gebraucht werden könnten, ist hingegen von untergeordnetem Belang.

Im Gegensatz dazu entstehen für die Zielgruppe der *Nachholenden Modernisierer*, also für jene ältere Menschen, die ausdrücklich den Anschluss an bisher ignorierte, nun aber begehrte Möglichkeiten digitaler Informations- und Kommunikations-Technologien herstellen möchten, psychische Kosten durch das Gefühl, etwas zu verpassen, weil die Fähigkeiten aktuell nicht ausreichen. Um den subjektiv empfundenen Kostendruck zu senken, werden diese Personen aktiv nach Bildungs- und Unterstützungsangeboten suchen und bieten kommunaler Senioren-Technikberatung die Gelegenheit, sich mit entsprechenden Leistungen zu profilieren.

Für die Bewertung des Verhältnisses von Kosten und Nutzen zählen für Anwender neben dem instrumentellen Nutzen auch symbolische Werte, wenn beispielsweise mit der Verwendung von Technik in sozialen Settings Prestige und Status dokumentiert werden kann. So können der Kauf von Computer, Navigationsgeräten oder Smartphones die Zugehörigkeit zu jugendlichen Nutzerkreisen ausdrücken und von Dritten schnell erkannt und bewundert werden. Auch die bloße Anwendung von als untypisch erachteten Diensten wie dem Internet oder Messengern kann so „sozial veredelt" werden.

Im Gegensatz zu solchen selbstwertsteigernden Applikationen können mit der Nutzung technischer Hilfsmittel natürlich auch zusätzliche psychische Kosten verbunden sein. Dies betrifft sicherlich jene Geräte, deren Gebrauch nicht auf einer freien Wahl, sondern eher auf gesundheitlicher Notwendigkeit beruht. Solche Produkte sind kaum als Statussymbol tauglich, sondern werden leicht als stigmatisierender Ausdruck einer besonderen Hilfebedürftigkeit wahrgenommen. Ihre Verwendung könnte sogar einen Verlust an Prestige oder Selbstwertgefühl bedeuten, weshalb der Gebrauch, solange es geht, gemieden wird.

Offensichtlich ist der Zusammenhang mit der oben ausgeführten Diskussion zu negativen Altersbildern: Wenn die Zurückweisung von Unterstützungsangeboten und technischen Hilfsmitteln den Zweck erfüllt, die selbstwertrelevante Grenze zur Nutzergruppe der Alten deutlicher zu ziehen und die Zugehörigkeit zum Kreis der Gesunden und Aktiven zu dokumentieren, kann dies auch als Ergebnis einer psychischen Kosten-Nutzen-Abwägung interpretiert werden.

Letztlich spielt auch der Faktor Zeit eine Rolle. Es kann in jedem Alter aufreibend sein, sich Technikkompetenz anzueignen und in die Bedienung von neuen Geräten „einzufuchsen". Doch sinkt bei älteren Menschen mit der subjektiven Wahrnehmung der Verkürzung der noch verbleibenden Lebensspanne vermutlich zusätzlich die Motivation, diese kognitiven Kosten auf sich zu nehmen. Erscheint es „günstiger" zu sein, sich die Anstrengung des Lernens und den Ärger bei Funktionsstörungen zu ersparen, macht es aus der Perspektive des Unwissenden durchaus Sinn, sich selbstbewusst von der technischen Entwicklung abzukoppeln.

In diesem Kontext beeinflusst die einfache Erreichbarkeit von Unterstützungs- und Supportangeboten die Kosten-Nutzen-Kalkulationen positiv. Diese Rolle können technisch versierte Helfer/innen aus dem Kreis der Verwandten und Bekannten, Träger der Erwachsenenbildung und natürlich auch die Mitarbeiter/innen der Senioren-Technikberatung übernehmen. Je unwahrscheinlicher Hilfe von kompetenten Unterstützer/innen ist, desto geringer ist die Motivation, insbesondere die als komplex wahrgenommenen IK-Technologien auszuprobieren.

Die Macht des emotionalen Appells

Mit Blick auf die Frage, wie Senioren-Technikberatung Menschen unterstützen kann, sind auch sozialpsychologisch fundierte Konzepte aus dem Gesundheitsmarketing von Interesse. Im Bereich der Gesundheitsförderung und Risikoprävention wurden in den letzten Jahren verschiedene Werbetechniken erprobt, die darauf abzielen, bei den Rezipienten das Bewusstsein für die negativen Folgen eines gesundheitsschädigenden Verhaltens zu stärken und die Absicht zu fördern, sich gesundheitsförderlich zu verhalten. In der Regel steht hinter der jeweiligen sogenannten „persuasiven Botschaft" – z.B. der Empfehlung beim Fahrradfahren einen Helm zu tragen – eine Werbetechnik, die mit emotionalen Appellen arbeitet und insbesondere den aus der Konsumentenpsychologie bekannten sogenannten Furchtappell einsetzt (Felser 1997).

Auch wenn in der Furchtappellforschung die genaue Wirkung nach wie vor umstritten ist und mehrere Modelle um die Erklärungshoheit konkurrieren, besteht Einigkeit über den grundlegenden Wirkungsmechanismus: Ein erwünschtes Verhalten soll gefördert werden, indem die negativen Konsequenzen der Unterlassung mehr oder weniger drastisch vor Augen geführt werden (z.B. das Bild eines Kindes, das beim Radfahren schwer verletzt wurde) und anschließend eine Handlungsempfehlung zur Abwendung der Bedrohung ausgesprochen wird (z.B. durch Hervorhebung der schützenden Wirkung eines Helmes).

Als besonders wirksam haben sich in der Gesundheitskommunikation Werbebotschaften mit emotionalen Appellen erwiesen, die einerseits ein gesundheitliches Risiko betonen (Fokussierung der Angstkomponente), andererseits die Evidenz des Appells aber auch mit Fallbeispielen, Testimonials oder Narrationen ausgestalten und darin die Einfachheit und Effektivität eines empfohlenen Verhaltens, aber auch die möglichst vielfältigen daraus resultierenden positiven Effekte betonen. Weiterhin hat sich im Gesundheitsmarketing bewährt, konkrete, leicht umsetzbare Handlungsempfehlungen zur Minimierung des thematisierten Risikos zu geben sowie praxisnahe Hinweise einzubinden, wo sich der Rezipient informieren bzw. beraten lassen kann (z.B. durch Nennung leicht aufzugreifender Kontaktdaten). Letzteres kann auch zur Erhöhung der Glaubwürdigkeit des Kommunikators beitragen, was sich im Zusammenspiel verschiedener Wirkungskomponenten als entscheidend für die persuasive Überzeugungskraft von Botschaften erwiesen hat.

Nun liegt Technikberatung als Dienstleistungsangebot für Senior/innen etwas abseits von traditionellen Einsatzfeldern der Gesundheitskommunikation. Trotzdem können die Grundprinzipien emotionaler Appelle mit Gewinn auch in der selbstständigkeitsfördernden Beratung älterer Menschen angewandt werden. So kommt dem Anknüpfungspunkt an die konkrete Lebensführung bei der Vorstellung einzelner Geräte eine hohe Bedeutung zu. Je plausibler für Senior/innen der Eintritt einer Gefahrensituation ist und je geringer der mit der Technik verbundene Mehrwert an altersspezifische Kompetenzverluste gebunden ist, umso höher sollte die Einschätzung des allgemeinen Nutzens und die Wahrscheinlichkeit der tatsächlichen Anwendung im Lebensumfeld sein.

Ein gutes Beispiel dafür ist der „Magiplug", ein Stöpsel für Waschbecken oder Badewannen, der mit einer drucksensiblen Mechanik ausgerüstet ist. Die Funktionsweise ist einfach: Steigen die Wassersäule und damit das Gewicht des Wassers über einen kritischen Punkt, öffnet sich der Stöpsel automatisch und das Wasser kann abfließen. So wird die Gefahr der Überschwemmung durch längere Zeit geöffnete Wasserhähne wirksam verringert. Damit bietet sich der „Magiplug" besonders für einen Personenkreis an, der aufgrund demenzieller Erkrankungen das Schließen der Armatur vergessen könnte.

In der Beratungspraxis zeigte sich jedoch schnell, dass in der älteren Zielgruppe nicht „Vergesslichkeit" als klassisches Defizitsymptom des Alters, sondern der Schutz vor Überschwemmung im Falle eines schweren Sturzes in der Häuslichkeit und der dadurch bedingten Nichterreichbarkeit des geöffneten Wasserhahns die größere Resonanz erzielte." Senior/innen billigten dem „Magiplug" nach Aufspannen des Unfall-Szenarios, „das jedem passieren könne", einen hohen, altersunabhängigen Gebrauchswert zu.

Die geschickte Verwendung emotionaler Appelle bietet also einen gewaltigen Vorteil: Sie gewährt den Beratenden über den Umweg der altersunabhängigen Gefahren im Vollzug des Alltags einen Zugang zur Zielgruppe der Älteren, welcher die – oft Abwehrhaltungen provozierende – Bezugnahme auf das chronologische Alter oder die Kompetenzverluste des Alters und die dahinter verborgenen negativen Altersstereotype vermeidet.

Weiterführende Literatur

Backes, Gertrud M./Clemens, Wolfgang (1998): Lebensphase Alter. Eine Einführung sozialwissenschaftlicher Alternsforschung, 4. Aufl., Weinheim/Basel.
Denninger, Tina/van Dyk, Silke/Lessenich, Stephan/Richter, Anna (2014): Leben im Ruhestand. Zur Neuverhandlung des Alters in der Aktivgesellschaft, Bielefeld.
Felser, Georg (1997): Werbe- und Konsumentenpsychologie. Eine Einführung, Stuttgart.
Göckenjan, Gerd (2000): Das Alter würdigen. Altersbilder und Bedeutungswandel des Alters. Frankfurt a.M.
Hastall, Matthias R. (2014): Persuasions- und Botschaftsstrategien, in: Handbuch Gesundheitskommunikation, Bern, S. 399–412.

Karl, Fred (Hrsg.) (2012): Das Altern der „neuen" Alten. Eine Generation im Strukturwandel des Alters, Münster.

Kruse, Andreas (2013): Alternde Gesellschaft – eine Bedrohung? Ein Gegenentwurf, Berlin.

Leopold, Christian/Heinecker, Paula/Pohlmann, Stefan (2012): Lebensqualität in der Altenberatung, in: Pohlmann, Stefan (Hrsg.): Altern mit Zukunft, Wiesbaden, S. 43–70.

Naegele, Gerhard/Tews, Hans Peter (Hrsg.) (1993): Lebenslagen im Strukturwandel des Alters, Opladen.

Reifegerste, Doreen/Schwarz, Uta/Niemand, Thomas (2012): Werbeappelle und Werbetechniken im Gesundheitsmarketing, in: Hoffmann, Stefan/Schwarz, Uta/Mai, Robert (Hrsg.): Angewandtes Gesundheitsmarketing, S. 255–266.

Renneberg, Babette/Lippke, Sonja (2006): Lebensqualität, in: Renneberg, Babette/Hammelstein, Philipp (Hrsg.): Gesundheitspsychologie, Wiesbaden, S. 29–33.

Staudinger, Ursula M. (2000): Viele Gründe sprechen dagegen, und trotzdem geht es vielen Menschen gut: Das Paradox des subjektiven Wohlbefindens, in: Psychologische Rundschau 51/4, S. 185–197.

Tews, Hans Peter (1993): Neue und alte Aspekte des Strukturwandels des Alters, in: Naegele, Gerhard/Tews, Hans Peter (Hrsg.): Lebenslagen im Strukturwandel des Alters, Opladen, S. 15–42.

van Dyk, Silke (2015): Soziologie des Alters, Bielefeld.

Wangler, Julian (2013): Hoffnungsträger und Schreckgespenster. Eine empirische Untersuchung zur Rezeption und Wirkung medialer Altersrepräsentationen, München.

6.2 Alter und Technik

Verjüngung des Alters durch Technik

Auch ältere Menschen sind Techniknutzende. So hat die heutige Generation der Alten in ihrer Jugend die Technisierung der Haushaltsführung miterlebt, in der körperlich anstrengende Tätigkeiten mehr und mehr von Maschinen übernommen wurden. Insofern wird eine Vielfalt technischer Geräte genutzt und, wie es Helga Pelizäus-Hoffmeister formuliert, „Technik als Segen" empfunden.

Trotzdem korrespondiert der Ruf nach „moderner Technik", wie Caja Thimm und Helga Pelizäus-Hoffmeister in verschiedenen Untersuchungen zeigen, nach wie vor mit Werten wie Jugendlichkeit und Fortschritt und Eigenschaften wie Dynamik, Schnelligkeit und Flexibilität. In dieser Optik ist Alter eine terra incognita, die durch Passivität, Langsamkeit, Unflexibilität gekennzeichnet ist und jenen vorbehalten bleibt, die mit den technischen Innovationszyklen nicht mehr Schritt halten (können). Während von einem jungen Menschen erwartet wird, dass er sich berufliche, fachliche und technische Kenntnisse aneignet, um in der Erwerbsgesellschaft bestehen zu können, verliert technisches Wissen – so beobachteten Reinold Sackmann und Ansgar Weymann bereits 1994 – nach dem Berufsaustritt seine sozial anerkannte Bedeutung.

Allerdings bekundet inzwischen eine wachsende Zahl der Alternden selbst ein großes Interesse an einem kompetenten Umgang mit Informations- und Kommunikations-Technologien. Dies liegt einerseits in dem Wunsch begründet, die Potenziale des Internets, insbesondere für Kommunikation und Information, nutzen zu können. Andererseits besitzt die Fähigkeit, ein neues technisches Instrumentarium mit bisher unbekannten Bedienungsroutinen anwenden zu können, für die Bewertung des relativen Alters eines Menschen offensichtlich besonderen Stellenwert. Insofern lohnt die Frage, wie technisches Handeln und Alterszuschreibungen zusammenhängen und welche positiven oder negativen Effekte einer Verjüngung des Alters daraus abgeleitet werden können.

Aus der Sicht der Autor/innen gibt es in diesem Kontext vier Faktoren, die eine besondere Beachtung verdienen. Positive Wirkungen für die Wahrnehmung des Alternsprozesses können aus Perspektive der Betroffenen die Prothesenfunktion, die Prestigefunktion und die Abgrenzungsfunktion entfalten. Hingegen dürfte das Entwertungserlebnis technischen Wissens negativ zu Buche schlagen. Die Effekte werden im Folgenden näher betrachtet.

Die Bedeutung der *Prothesenfunktion* wurzelt in ihrer engen Verbindung zur erfolgreichen selbstständigen Lebensführung im Alter, die für die Mehrzahl älterer Menschen einen herausragenden Wert besitzt. Technischen Lösungen, die speziell an die Bedürfnisse älterer Menschen angepasst sind und die das – ohne ihre Nutzung nicht mögliche – Weiterleben in der Wohnung absichern, kann somit aufgrund ihres kompensierenden Charakters ein positiver Verjüngungseffekt zugebilligt werden.

Allgemein können technischen Lösungen positive Verjüngungseffekte dann zugeschrieben werden, wenn sie, wie es der Psychologe Michael Doh formuliert, als Prothese und Kompensation menschlicher Unzulänglichkeiten wirken. Dabei kommt es nicht darauf an, ob die Älteren die Technik als Profiteure aktiv und selbstständig anwenden oder ob sie nur passive Nutznießer sind. So leisten die gewachsenen Kapazitäten der Medizintechnik zur Reparatur des menschlichen Körpers einen wesentlichen Beitrag zur Erhöhung der Lebenserwartung – womit per se schon eine Verjüngung des Alters verbunden ist – und verschieben ein hohes Aktivitätsniveau bis in späte Lebensabschnitte. Technologische Innovationen balancieren sensorische, motorische und kognitive Verluste aus und bieten darüber hinaus Momente der Befreiung an: Die Chancen auf eine aktive Lebensführung und soziale Teilhabe wachsen selbst in Lebenssituationen, die durch Pflege- und Hilfebedarf gekennzeichnet sind. Die Verjüngung des Alters durch Technik beruht also auf der Chance, eingetretene Beeinträchtigungen erfolgreich zu bewältigen oder verlorene Handlungsfähigkeit wiederherzustellen.

Wie wir bereits in den Ausführungen zu Kosten-Nutzen-Kalkulationen ausgeführt haben, entfaltet technische Kompetenz für Alternde neben dem instrumentellen Nutzen auch auf ideeller Ebene einen als positiv wahrgenommenen Effekt der Verjüngung. Diese *Prestigefunktion* erfüllt sich, wenn durch die Bedienung von modernen Gerätschaften Senior/innen für sich den selbstwertrelevanten Beweis antreten können, zu einem elitären Nutzerkreis der „Junggebliebenen" zu gehören und außerdem damit eine besondere Anerkennung des sozialen Umfeldes verbunden ist.

Im Gegensatz dazu ziehen ältere Menschen aus der *Abgrenzungsfunktion* einen selbstwertrelevanten, „verjüngenden" Nutzen, indem sie behaupten, assistive Technologien noch nicht zum Erhalt der Handlungsfähigkeit zu benötigen. So werden Berater/innen oft die Erfahrung machen, dass Senior/innen unbekümmert ihre Bereitschaft erklären, technische Unterstützungswerkzeuge nutzen zu wollen, wenn die selbstständige Lebensführung prekär werden sollte. Diesem Bekenntnis folgt aber häufig die Einschränkung sofort auf dem Fuße: Die Gerätschaften seien wohl doch eher bei einer anderen, „älteren" Zielgruppe angebracht, da die Notwendigkeit zum Einsatz im eigenen Lebensumfeld noch nicht gegeben sei. Die Gelegenheit, den Bedarf an technischer Assistenz zurückzuweisen, dient so der selbstwertrelevanten Vergewisserung, noch nicht zu „den Alten" zu zählen.

Wir können also festhalten, dass sowohl mit dem Zulassen als auch mit dem Verweigern unterstützender Technik positive Effekte der Verjüngung des Alters verbunden sein können. Im Fall der Technik-Verwendung manifestieren sie sich *objektiv* in der Entschärfung der Wirkung von Dysfunktionen und *ideell* im Gefühl der Zugehörigkeit zur technisierten Gesellschaft der Jungen. Im Fall der bewusst gewählten Ignoranz bestärken sie durch die Leugnung der Notwendigkeit von Unterstützung das subjektive Gefühl fortgesetzten Nicht-Alters.

Zusätzlich verweist das *Entwertungserlebnis* auf die fragile Verbindung aus persönlichem Technikwissen und der zunehmenden Dichte technischer Innovationszyklen auf einen vierten – von den Betroffenen negativ wahrgenommenen – Effekt der Verjüngung des Alters. Durch die rasante Entwicklung der digitalen Informations- und Kommunikationstechnologien wird erlerntes und angesammeltes technisches Wissen in immer kürzeren Abständen entwertet. Im Sinne der funktionalen Theorie des Alter(n)s ließe sich durchaus von einem technischen Altern sprechen. Davon sind heutige Senior/innen, die in ihrem Berufsleben noch weitgehend ohne die Nutzung digitaler Technologien auskommen konnten, besonders betroffen, da die Digitalisierung Bedienroutinen, Technikanwendung, Kommunikationsgewohnheiten etc. grundlegend revolutioniert hat. Doch nicht nur diejenigen, die vor dem Sprung in das digitale Zeitalter ohne Internet, E-Mail und Mobiltelefon aufgewachsen sind, werden mit der sozialen Entwertung ihres „klassischen" oder auch bereits „modernisierten" Technikwissens konfrontiert: Die Erfahrung von „Old-School-Sein" verlagert sich biografisch weit nach vorn und betrifft auch Menschen, die tief in der Erwerbsphase des Lebenslaufs stecken und kalendarisch weit von sonstigen Alterszuschreibungen entfernt sind. Wer nicht am Ball bleibt, ist schnell ein technischer Greis.

Fazit: Der kurze Abriss zeigt, dass Technik nicht erst im Leben Alternder verankert werden muss. Sie wurzelt seit Jahrzehnten in allen Lebensbereichen und trägt mit sehr heterogenen Effekten zu der von Tews beschriebenen Verjüngung des Alters bei. Auch die Generation der Alten ist eine Generation lebenslänglicher Technik-Nutzer/innen, die allerdings in einem besonderen Maße von der Entwertung technischen Wissens und technischer Kompetenz betroffen ist.

Das Konzept der Technikgenerationen

In die starken Verstrebungen zwischen Technikerfahrung, Technikkompetenz und Alter greift auch der Ansatz der „Technikgenerationen", den Reinhold Sackmann und Ansgar Weymann bereits im Jahr 1994 formulierten. Die beiden Soziologen legen dar, dass sogenannte „Schlüsseltechnologien" das Verhältnis zwischen Menschen und Technik lebenslang prägen. Als Schlüsseltechnologien gelten jene technischen Geräte, Lösungen und Verfahren, die in der Jugend und im jungen Erwachsenenalter prägend waren. „Technik als Jugenderlebnis" leistet somit eine technische Primärsozialisation und schleift die Möglichkeiten der Aneignung, der Anwendung und der Bedienung von Technik nachhaltig ein. Als technisches Grundwissen bleiben die Sozialisationserfahrungen lebenslänglich präsent und beeinflussen die Akzeptanz und Beurteilungsmaßstäbe für neue technische Entwicklungen auch im Alter.

In der Logik der Technikgenerationen müssen technische Innovationen auf dem Weg zum potenziellen Anwender also stets durch ein Nadelöhr, welches von einem technischen Verständnis geformt wird, dessen Initiation im höheren Alter bereits Jahrzehnte zurückliegt. Ein Mangel an Technikkompetenz wäre dann, wie Helga Pelizäus-Hoffmeister feststellt, ein Ausdruck der biografische Spanne, die zwischen dem in der Jugend erworbenen Technikwissen und den gegenwärtig dominierenden Technikformen liegt.

In ihrer 2013 veröffentlichten, auf qualitativen Tiefeninterviews mit über 30 Älteren basierenden Studie geht Pelizäus-Hoffmeister der Frage nach, wie verschiedene Technikformen von Älteren tatsächlich wahrgenommen werden und wie die eigene Aneignungs- und Bedienungskompetenz in Bezug auf unterschiedliche Formen von Technik eingeschätzt wird.

Die Ergebnisse bieten in zweierlei Hinsicht Ansatzpunkte für die Optimierung von Technikberatung (nicht nur) für Ältere: *Erstens* zeigt sich, dass technische Anwendungen im eigenen Haushalt durchweg entweder als „Technik von früher" oder als „Technik von heute" eingeordnet und die etablierten Kategorien systematisch mit bestimmten (oft bewertenden) Eigenschaften belegt werden. Typisch für „Technik von früher" sind Geräte wie Waschmaschine, Staubsauger oder Kaffeemaschine, die schon lange – und inzwischen eher unspektukalulär – als instrumentelle, einfach durchschaubare Werkzeuge mit spezifischem Nutzen verwendet werden. Diesen Technikformen wird in der Regel keine besondere Aufmerksamkeit geschenkt. Auf der anderen Seite werden das Handy, der PC, aber auch andere (ehemals „klassische") Geräte mit digitaler Steuerung oder Internetanbindung als typische Beispiele für „Technik von heute" aufgezählt. Letztere wird als kompliziert, undurchschaubar und mit einer Art „Eigenleben" versehen wahrgenommen, teilweise auch als nutzlos und störend für die Gestaltung des eigenen Alltags.

Zweitens lassen sich systematische Unterschiede in den Einschätzungen und Bewertungen nachweisen: Während „Technik von früher" als beherrschbar wahrgenommen wird und Schwierigkeiten in der Bedienung eher technischen Defekten zugeschrieben werden als einer mangelnden eigenen Kompetenz, dominiert gegenüber „Technik von heute" ein Gefühl der Hilflosigkeit und Überforderung. Schwierigkeiten werden eher der unzureichenden eigenen Kompetenz zugerechnet als der Technik selbst. Eigene Überforderung im Umgang mit „Technik von heute" wird tendenziell mit „Altsein" gleichgesetzt, während in Bezug auf „Technik von früher" kein Bezug zum Alter hergestellt wird.

Die empirischen Befunde bestätigen also die generelle Wirksamkeit und das Erklärungspotenzial des Konzeptes der Technikgenerationen. Zusätzlich sind sie eindrucksvoller Beleg für den mit der Digitalisierung von Technik einhergehenden qualitativen Bruch in der Technikentwicklung und unterstreichen die Notwendigkeit, entsprechende Aufklärungsarbeit bei Old School-Anwendern zu leisten, will man ihnen im Rahmen von Beratungsangeboten erfolgreich eine Brücke zur Nutzung neuer technischer Lösungen im eigenen Alltag bauen.

Technikverwendung und das Konzept der „Alltäglichen Lebensführung"

Der Erfolg der Senioren-Technikberatung hängt auch von der Art und vom Umfang der bei den Klient/innen vorgefundenen Technikverwendung im Alltag ab. Denn kaum eine alltägliche Verrichtung geschieht zufällig: Zwar stehen uns zu Beginn oft zahlreiche Handlungsmöglichkeiten offen. Wir werden uns aber in der Regel für eine Option entscheiden, von der wir glauben, dass sie uns auf dem besten Wege zum Ziel führt. Bewährt sich diese Handlungsweise, halten wir an ihr fest und ersparen uns künftig den Selektionsprozess.

Wenn wir morgens einen Kaffee trinken wollen, stehen verschiedene Zubereitungsmethoden zur Wahl: Wir könnten das Heißgetränk türkisch „brühen", in einem Frenchpress-Kaffeebereiter „aufgießen", in einer klassischen Filtermaschine „durchlaufen" oder in Vollautomaten mit Kapseln und Pads machen lassen. Letztlich werden wir eine Entscheidung treffen, und wenn der Kaffee schmeckt, ist die Wahrscheinlichkeit groß, dass wir ihn hinfort jeden Morgen auf dieselbe Art und Weise zubereiten. Damit entwickeln wir eine feste Routine, dem auch ein konkreter Typus Technik zugeordnet ist. Diese Routine verzahnt sich mit weiteren Routinen, deren Summe unserem Alltag als festes Gerüst von Gewohnheiten eine stützende Struktur gibt. Wir tun die Dinge eben auf unsere Art. Das macht das Leben einfacher, weil es uns die Mühe abnimmt, ständig Entscheidungen treffen zu müssen.

Diese Reduzierung der Komplexität durch Wiederholungen, die sich zu robusten Alltagsarrangements verfestigen, hat der Soziologe Günter G. Voß mit dem Konzept der „Alltäglichen Lebensführung" beschrieben. Er zeichnet damit nach, wie unreflektiert durchgeführte Handlungspraxen den Alltag konstruieren und im Gleichschritt des Tagaus-Tagein immer wieder bestätigen. Dieses monotone Wiederholen präjudiziert aber auch Entscheidungen künftiger Auswahlprozesse, weil neu hinzutretende Alltagsverrichtungen unser Leben selten „umkrempeln" können und sollen, sondern an alte Routinen anknüpfen müssen. Dennoch sind weitende oder verengende Impulse möglich.

Der Münchner Soziologin Helga Pelizäus-Hoffmeister ist es gelungen, das Konzept der „Alltäglichen Lebensführung" um den Aspekt der strukturierenden Eigenschaften von Technik zu ergänzen. So gelingt es ihr, die routinisierende und stabilisierende Kraft technischer Alltagsgeräte zu gewichten. Gleichzeitig erhält sie Zugriff auf die Frage, welcher Sinn – verstanden als traditionell nützlich empfundene Anwendungsweise – für die Handelnden mit dem Einsatz technischer Lösungen in der Pragmatik des Alltags bewusst oder unbewusst verbunden ist.

Damit gewinnt Pelizäus-Hoffmeister einen Ansatz, der in der Praxis der Senioren-Technikberatung von hoher Relevanz ist. Insofern nämlich aus dem Vollzug des Alltags vertraute Technik die Zuschreibung von Sinnhaftigkeit gegenüber technischen Innovationen vorstrukturiert, können ermöglichende und limitierende Bedingungen der Beratung und der gelingenden Einführung neuer technischer Geräte in den Alltag Alternder ermittelt werden. So ist zu vermuten, dass aus dem persönlichen Anwendungsradius bekannte Apparaturen, die mit ihnen verbundenen Bedienroutinen und die Zufriedenheit mit der Funktionserfüllung maßgeblich über den Einsatz von alternativen oder ergänzenden Gerätschaften mit entscheiden. Auf einer noch fundamentaleren Ebene trifft die eingeschliffene Technikverwendung ebenfalls Vorentscheidungen darüber, für welche Einsatzzwecke technische Unterstützung überhaupt vorstellbar ist. So empfinden es jüngere Menschen als sehr komfortabel, wenn ihr Smartphone neben Telefonie, Fotografie, Internet und E-Mail-Empfang auch die Möglichkeit bietet, die Heizkörper in der Wohnung zu steuern. Als „Ureinwohner/innen" des digitalen Zeitalters nehmen sie diese Zusatzfunktion eher beiläufig zur Kenntnis und nutzen sie ohne weiteres Nachdenken. Für sie macht es eben „Sinn", das Heizungsventil über das Internet zu steuern, weil es die sinnvolle Verwendung des Werkzeugs Smartphone um eine Option erweitert.

Senior/innen, die in einer Zeit aufgewachsen sind, als einem technischen Gerät meistens eine klare Funktionalität zugeordnet war und Telefone nur dem Telefonieren dienten, wird ein solcher Sinn nicht ohne Weiteres einleuchten. Es erschiene ihnen im Gegenteil als kuriose Zumutung, wenn sie zum Telefon greifen sollten, um im Wohnzimmer eine Wohlfühltemperatur herbeizuführen. Diese Verfahrensweise entspräche einem vollständigen Bruch ihrer Alltagsroutinen und des eingeschliffenen Technikverständnisses, gemäß derer man zur Heizung geht, um durch das händische Drehen des Ventils die Zimmertemperatur zu regulieren.

Beispielhaft dafür ist auch ein Hausbesuch, den die Autoren einer 78-jährigen Klientin in einem sachsen-anhaltinischen Dorf abstatteten. Thema war die akustische Verstärkung der Hausklingel. Nach der Lösung des Problems lud uns die Dame zu Kaffee und Keksen ein. Zu unserer Überraschung stand in der Küche ein gewaltiger Kaffeevollautomat mit blau schimmerndem Digital-Display, der auf einfachen Knopfdruck verschiedene (Milch-)Kaffee-Variationen produzieren konnte. Am Küchentisch offenbarte die Klientin, dass das Gerät ein überraschendes Geschenk ihrer Kinder gewesen sei. Die Funktionsvielfalt des Automaten war für sie dabei vollkommen belanglos. Die über Jahrzehnte stabilisierte Erwartungshaltung an eine Kaffeemaschine war nach wie vor auf das „Brühen von Bohnenkaffee" beschränkt und handlungsleitend.

Auch Helga Pelizäus-Hoffmeister weist mit der Analyse der von ihr erhobenen Interviewdaten mit 30 Senior/innen nach, dass Ältere bestrebt sind, ihre über lange Zeit gewohnten und bewährten Alltagsroutinen aufrechtzuerhalten. So wird (auch neue) Technik dann akzeptiert, wenn sie die Strukturen ihres Alltags stützt oder wenn sie aktiv zur Strukturierung eingesetzt werden kann. Dies gilt beispielsweise für die aktiv initiierte Nutzung von Videotelefonie zur Aufrechterhaltung oder Intensivierung des sozialen Kontakts mit weit entfernt wohnenden Familienangehörigen, insbesondere Enkelkindern. Immer dann, wenn für die Betroffenen mit dem Einsatz einer bisher ungewohnten technischen Lösung eine Effizienzsteigerung, eine größere Wirtschaftlichkeit oder eine allgemeine Handlungsentlastung (z.B. häufiger Kontakt ohne längere Reisen) erwartbar ist, steigt die attribuierte Sinnhaftigkeit und die Bereitschaft, sich darauf einzulassen.

Der Einsatz von (digitaler) Technik wird hingegen abgelehnt oder als irritierend wahrgenommen, wenn die Gefahr besteht, dass bestehende Alltagsstrukturen massiv gestört bzw. aufgelöst werden. Unsicherheit dominiert, wenn es beispielsweise im Fall der anstehenden Erstanschaffung eines Laptop oder eines Tablet-PCs nicht gelingt, dessen Nutzung in einen strukturierten, zweckbezogenen Sinnhorizont einzuordnen. Die Funktionsvielfalt der Geräte wirkt erschlagend. Diese ungewohnte Entgrenzung manifestiert sich bei Alternden in der Angst vor dem Verlust zeitlicher Selbstbestimmung oder der Antizipation ungewollt ausufernder Einarbeitungs- und Bedienungsprozeduren. Diese Befürchtungen konkurrieren mit der Aussicht auf einen Zugewinn an sozialem Prestige, auf die Zugehörigkeit zur Gruppe der „Nicht-Alten" oder auf den sich dadurch eventuell intensivierenden Sozialkontakt zu helfenden Enkelkindern.

Während unserer Beratungstätigkeit haben wir festgestellt, dass Seniorinnen auf diese Entgrenzung auch damit antworten, dass erstmals angeschafften internetfähigen Computern in der Wohnung ein „feste Ecke" zugewiesen wird, die – z.B. im Schlafzimmer – relativ deutlich vom bisherigen Alltagsgeschehen separiert wird. So können technische Innovationen Einzug halten und gleichzeitig die als kritisch empfundene Infragestellung der gewohnten Alltagsstrukturierung abgemildert werden.

Alles in allem stellt das System der Alltäglichen Lebensführung mit Blick auf die Gestaltung der Beratungspraxis in Technikfragen ein umfassendes Raster zur Identifikation von Ursachen für (fehlende) Technikaneignung und -nutzung bereit. Es sollte Berater/innen gelingen, mit ihren Klient/innen die jeweils relevanten Alltagsabläufe inklusive der üblichen Techniknutzung „durchzuspielen". Davon ausgehend können die Berater/innen dann das angemessene Innovationslevel assistiver Technik wählen und die Klient/innen durch den Verzicht auf technologische Überforderung zum neugierigen Ausprobieren technischer Innovationen motivieren.

Weiterführende Literatur

Claßen, Karin/Oswald, Frank/Doh, Michael/Kleinemas, Uwe/Wahl, Hans-Werner (2014): Umwelten des Alterns. Wohnen, Mobilität, Technik und Medien, Stuttgart.

Doh, Michael (2011): Heterogenität der Medien im Alter. Theoretische Konzepte und empirische Befunde, München.

Jakobs, Eva-Maria/Lehnen, Katrin/Ziefle, Martina (2008): Alter und Technik. Studie zu Technikkonzepten, Techniknutzung und Technikbewertung älterer Menschen, Aachen.

Pelizäus-Hoffmeister, Helga (2013): Zur Bedeutung von Technik im Alltag Älterer. Theorie und Praxis aus soziologischer Perspektive, Wiesbaden.

Sackmann, Reinold/Weymann, Ansgar (1994): Die Technisierung des Alltags. Generationen und technische Innovationen, Frankfurt a.M.

Schmidt, Laura/Wahl, Hans-Werner (2016): Wie verändert Technik das Alter(n) und die Gerontologie?, in: Angewandte Gerontologie, 1, S. 1–4.

Thimm, Caja (2013): Digitale Gleichberechtigung der Generationen – Altern in einer mediatisierten Gesellschaft, in: Hüther, Michael/Nägele, Gerhard (Hrsg.): Demografiepolitik: Herausforderungen und Handlungsfelder, Wiesbaden, S. 326–343.

Ziefle, Martina/Jakobs, Eva-Maria (2012): Techniknutzung, Technikwahrnehmung und Alter, in: Marx, Konstanze/Schwarz-Friesel, Monika (Hrsg.): Sprache und Kommunikation im technischen Zeitalter. Wieviel Internet (v)erträgt unsere Gesellschaft?, Berlin/Boston, S. 95–118.

7. Zusammenfassung

7.1 Motivierende Faktoren

Auf der Grundlage unserer Begleitforschung zum Auf- und Ausbau „Kommunaler Beratungsstellen – Besser leben im Alter durch Technik" in Sachsen-Anhalt können mehrere Faktoren benannt werden, die Menschen dazu motivieren, die Dienstleistungen der Senioren-Technikberatung aus eigenem Antrieb wahrzunehmen. Das Beratungs- und Informationsangebot kann damit an spezifische Motivlagen der Ratsuchenden anknüpfen.

Wunsch nach Veränderung der Lebenssituation

Ratsuchende, die eine Verbesserung ihrer persönlichen Situation wünschen, suchen das Informations- und Beratungsangebot der Kommunalen Beatungsstellen aus eigenem Antrieb auf. Dies betrifft sich insbesondere die Gruppen der älteren *Menschen mit Handlungsbedarf* und *Pflegende Angehörige*.

Wunsch nach neuen Möglichkeiten der Informationsgewinnung und der Kommunikation

In der Beratungspraxis sind das Bedürfnis nach einer Erweiterung der kommunikativen Möglichkeiten und der Wunsch, das Internet als Informationsquelle nutzen zu können, wiederkehrende Motivationsquellen für die Auseinandersetzung mit digitalen IK-Technologien. Mit entsprechenden Angeboten kann insbesondere die Gruppe der *Nachholenden Modernisierer* erreicht werden.

Interesse Jüngerer an Komfort und Lebensqualität

Menschen, die sich bereits in der Phase des Übergangs in den Ruhestand an die Senioren-Technikberatung wenden, zeigen ein vergleichsweise stark ausgeprägtes, langfristig orientiertes Interesse, das Lebensumfeld an die erwarteten Belastungen der späten Altersphase anzupassen. Sie verbinden moderne technische Applikationen weniger mit Hilfsfunktionen als mit der Steigerung der Lebensqualität durch vermehrten Komfort.

Wunsch nach Erleichterung des (Arbeits-)Alltags

Professionell Pflegende stehen einer fortschreitenden Technisierung des Lebensumfeldes Alternder aufgeschlossen gegenüber. Sie verbinden damit die Erwartung einer Erleichterung ihres Arbeitsalltages.

Imponierende Rollenvorbilder

Rollenvorbilder motivieren zum Überdenken der eigenen Situation. Im positiven Fall genießen sie durch Anwendung technischer Innovationen im Alltag Vorteile, welche sich Ratsuchende mithilfe der Senioren-Technikberatung auch erschließen wollen. Im negativen Fall dienen sie als drastisches Anschauungsmaterial, an dem der Zufall vorexerziert, wie schnell sich die Lebenssituation zum Negativen wenden kann. Der Wunsch, solchen Schicksalsschlägen vorzubeugen, ist ein wiederkehrendes Motiv der Klient/innen.

7.2 Zugangsbarrieren

Andererseits existiert für die Senioren-Technikberatung eine Reihe von Zugangsbarrieren zu den Zielgruppen.

Wirksamkeit von Altersstereotypen

Eine negative Bewertung des Altseins ist nach wie vor impliziter Teil der Selbstkonzepte Alternder. Greifbar werden diese Einstellungskomplexe durch die rhetorisch allgegenwärtige Zurückweisung von Unterstützungsbedarf und scharfe Abgrenzungen gegen die Gruppe der „Alten".

Hohes Anpassungsvermögen an widrige Lebensumstände

Die hohe Lebenszufriedenheit steht in einem engen Verhältnis zu der Fähigkeit Alternder, sich mit objektiv widrigen Lebensumständen zu arrangieren. Bei nachlassendem Funktionsniveau werden oftmals nicht die Lebensverhältnisse, sondern die Ansprüche angepasst.

Wirksamkeit der technischen Primärsozialisation

Die Technikkompetenz ist über die Breite der verschiedenen Zielgruppen stark differenziert. Die technische Primärsozialisation limitiert den Zugang zu modernen Hightech-Anwendungen besonders für jene Personen, deren prägende Erfahrungen im Umgang mit Technik weit zurückliegen, die im Berufsleben keine oder kaum Berührungspunkte zu IK-Technologien hatten und die sich nun nicht mehr der Mühe aussetzen wollen, sich das Bedienungswissen anzueignen.

Betonung der Kosten von Innovationen im Lebensumfeld

Das Verhältnis von Kosten und Nutzen ist für alle Zielgruppen relevant und spielt in der Entscheidungsfindung über den Einsatz neuer Technologien im alltäglichen Lebensumfeld eine große Rolle. Die subjektiv eingefärbte, überproportionale Betonung der materiellen und immateriellen Kosten gegenüber dem vermuteten Nutzen demotiviert die Zielgruppen.

Verweigerung langfristiger Perspektiven

Die subjektive Einschätzung des Informations- und Beratungsbedarfs orientiert sich in vielen Fällen an dem sehr kurzfristigen Zeithorizont des als zufriedenstellend bewerteten Alltagsgeschehens. Langfristige Perspektiven und die präventive Intervention für wahrscheinliche Belastungsszenarien spielen selten eine Rolle.

Weiterführende Literatur

Apfelbaum, Birgit (2015): „Und wenn Sie jetzt so an die Zukunft denken…" Interaktive Verfahren der Elizitierung von Selbstkonzepten der Annahme technischer Unterstützung und Beratung im Alter, in: Da Silva, Vasco/Rössler, Andrea (Hrsg.): Sprachen im Dialog, Berlin, S. 216–231.

8. Zugangsbarrieren überwinden: 20 Handlungsempfehlungen

Aus den Ergebnissen unserer Begleitforschung zu den „Kommunalen Beratungsstellen" lassen sich 20 Handlungsempfehlungen ableiten, mit denen diese Hindernisse umgangen werden können. Im Sinne von Kernelementen eines zielgruppenorientierten Kommunikationskonzeptes für die Senioren-Technikberatung fokussieren sie auf die adressatengerechte Ansprache und Aktivierung der verschiedenen Zielgruppen innerhalb der älteren Generation ebenso wie auf das Erreichen von informell und professionell Pflegenden.

8.1 Altersneutrale Ansprache

Die Vermeidung von Altersstereotypen gewinnt für die Beratung umso mehr an Bedeutung, je älter die adressierte Zielgruppe ist. Denn negative Altersstereotype werden für alternde Menschen zu einem Zeitpunkt virulent, an dem das Bemühen um die Abgrenzung zu der aversiv belegten Lebensphase Alter immer öfter misslingt. Damit wächst die Gefahr, dass Informations- und Beratungsangebote oder mögliche technische Lösungen gerade deshalb zurückgewiesen werden, weil sich in dieser bewussten Ignoranz das eigene Jung-Geblieben-Sein dokumentieren soll.

> **Handlungsempfehlung 1**: Die Thematisierung der Kategorie „Alter" sollte sowohl in der Außendarstellung als auch im Beratungsprozess selbst nach Möglichkeit vermieden werden.

Wenn die Ansprache der Zielgruppe altersneutral, aber gleichzeitig lebensweltlich fokussiert erfolgen soll, muss Alter situationsbezogen in andere zielgruppenspezifische Merkmale übersetzt werden. Dabei sollte darauf geachtet werden, dass solche Merkmalzuschreibungen gewählt werden, die erstens positiv besetzt sind und zweitens eine möglichst große Bedeutung im alltäglichen Leben haben. Ansatzpunkte dafür bieten Themen wie Gesundheit, Sicherheit, Mobilität oder die Pflege sozialer Kontakte.

> **Handlungsempfehlung 2**: „Alter" sollte in der Zielgruppenansprache situations- und kontextbezogen in andere, für die ältere Zielgruppe charakteristische und positiv besetzte Merkmale übersetzt werden.

Auch die Angst vor (häuslichen) Unfällen oder akut eintretenden gesundheitlichen Bedrohungen, welche die Lebensqualität deutlich und vielleicht dauerhaft einschränken, kann dabei helfen, Anschluss an die Lebensrealität älterer Menschen zu finden, ohne die Kategorie Alter oder typische, damit verbundene Defizite direkt thematisieren zu müssen. Kommunikative Bemühungen sollten daher bewusst diese Sorge aufgreifen und technische Hilfsmittel als Ausweg präsentieren. Ein Unfall kann jeden in jedem Alter unerwartet treffen.

> **Handlungsempfehlung 3**: Der emotionale Appell (Angstappell) und eine daran anknüpfende Darstellung von technikimmanenten Schutzfunktionen sind der Thematisierung eines Ausgleichs von Altersdefiziten vorzuziehen.

Die empirischen Befunde legen weiterhin den Schluss nahe, dass ältere Menschen für Beratung besonders dann aufgeschlossen sind, wenn sie eine durchlebte Situation der persönlichen Hilfebedürftigkeit als nicht alltäglich interpretieren. Dazu zählen neben dem Durchleiden eines Unfalls auch medizinische Notsituationen. Überlagert in der subjektiven Wahrnehmung der Alternden die akute medizinische Notwendigkeit den Alterskontext, wird die Barriere eines (negativ konnotierten) defizitbehafteten Altersbildes niedergerissen. Die Älteren öffnen sich für Beratungs- und Unterstützungsangebote dann, wenn sie unter verschlechterten persönlichen Rahmenbedingungen Strategien zur Erhaltung der Lebensqualität entwickeln, die eine externe Hilfestellung als Teil der Lösung akzeptieren. Allerdings muss die Senioren-Technikberatung als Unterstützungsquelle auch bekannt sein.

Aus dieser Perspektive kommt der regelmäßigen PR-Arbeit, insbesondere in lokalen Printmedien, eine herausgehobene Bedeutung zu. So gelingt es, eine breite Öffentlichkeit für die Senioren-Technikberatung zu interessieren. Dies wiederum ist die Voraussetzung für die Thematisierung des Angebotes in den Alltagsgesprächen Älterer zu den Themen „Älterwerden" und „Gesundheit" und eine daraus folgende steigende Frequentierung der Beratungsstelle.

Handlungsempfehlung 4: Die regelmäßige PR-Arbeit mit Schwerpunkt auf den lokalen Printmedien ist für eine steigende Frequentierung der Beratungsangebote unerlässlich.

Auch die Zusammenarbeit mit den Einrichtungen des Gesundheitswesens ist wesentlich. Sie erkennen den Unterstützungsbedarf, sind gefragte Ratgeber und können hilfebedürftige Menschen das Informations- und Beratungsangebot der Senioren-Technikberatung empfehlen und dabei auf die altersneutrale, medizinisch indizierte Notwendigkeit verweisen.

Handlungsempfehlung 5: Die vertrauensvolle Zusammenarbeit mit den Einrichtungen des Gesundheitswesens und der daran anknüpfende Aufbau einer effizienten Empfehlungsstruktur eröffnen wertvolle Zugänge für die Informations- und Beratungstätigkeit.

Ein weiterer Aufgabenschwerpunkt der Senioren-Technikberatung sollte der Kompetenztransfer zu professionellen Dienstleistern sein. Erfahrungen aus der Beratungspraxis belegen, dass Fachberater/innen und Handwerker/innen von den Älteren als Informationsquellen geschätzt werden und aufgrund langjähriger Kundenbeziehungen einen Vertrauensbonus genießen. Professionelle Dienstleister könnten daher ohne aufdringlichen Bezug zur Alters-Thematisierung unterstützende Technologien empfehlen oder auf das Angebot des Senioren-Technikberatung hinweisen.

> **Handlungsempfehlung 6:** Der Wissenstransfer zu professionellen Dienstleistern kann einen doppelten Nutzen bringen. Sie können einerseits Multiplikatoren des Beratungsangebotes sein und andererseits in einem wachsenden Markt selbst die Rolle des kompetenten Ratgebers ausfüllen.

Weiterhin verweist die altersneutrale, kontextabhängige Akzeptanz von Beratung auf die hohe Relevanz der aufsuchenden Beratungstätigkeit. Sie wird vor allem dann wirksam, wenn es ihr gelingt, zwei Faktoren zusammenzuführen: Erstens müssen ältere Menschen zu Zeiten und an Orten angesprochen werden, die fester Teil ihres regelmäßigen Alltags sind. Zweitens müssen sie die Information zu diesem Zeitpunkt und an diesem Ort auch erwarten.

In einer Beratungsstelle zu Themen des Alter(n)s wird zwar Information erwartet, diese ist jedoch kein „Ort des Alltäglichen". Im Gegenteil, das Vorhandensein negativer Altersstereotype macht den Besuch zu einem eher extravaganten Ereignis. Auch ein Infostand zum Thema „Technik und Alter" dürfte in diese Kategorie fallen. An diesem Stand wird der angesprochenen Person, eben weil sie angesprochen wird, suggeriert, von anderen als alt wahrgenommen zu werden. Stellt man die real vorfindbaren Selbst- und Altersbilder in Rechnung, wäre dies ein denkbar schlechter Start in die Beratung.

Hingegen können Vorträge auf geselligen Seniorenveranstaltungen als geeignetes Beratungssetting empfohlen werden. Diese Treffen sind im Kalender der Senior/innen feste Daten und Vorträge entsprechen bei diesen Gelegenheiten dem normalen Erwartungsbild. Die gewonnenen Informationen können altersneutral in der Rubrik „Interessantes Neues" abgelegt werden.

> **Handlungsempfehlung 7:** Die aufsuchende Informations- und Beratungstätigkeit ist ein wesentlicher Teil der Arbeit der Senioren-Technikberatung. Sie sollte in jenen Settings erfolgen, in denen Senior/innen erwarten, Informationen zu erhalten.

8.2 Hohes Anpassungsvermögen an widrige Lebensumstände

Die Untersuchungsergebnisse bestätigen die Relevanz der Anpassungsmechanismen, die in den entwicklungspsychologischen Theorien und Modellen des „Erfolgreichen Alterns" zusammengefasst sind. Aus Sicht der Autor/innen muss an dieser Stelle deshalb nochmals die Bedeutung einer altersneutralen Ansprache betont werden. Die psychologischen Anpassungsmechanismen dienen der Zielgruppe dazu, bei nachlassenden Kompetenzen z.B. durch „interne Zielkorrekturen" das wichtige Selbstbild der fortgesetzten Selbstständigkeit aufrecht zu erhalten. Externe Unterstützungsangebote werden in der Selbstwahrnehmung als nicht notwendig deklariert, zumindest solange Mindeststandards des Erträglichen nicht unterschritten werden.

In diesem Kontext kann die Bezugnahme auf Rollenvorbilder in der Beratung wertvoll sein. In den Leitfadeninterviews verbalisieren die Befragten Erlebnisse, in denen sie Altersgenoss/innen wegen der von ihnen eingesetzten technischen Hilfen als besonders „clever" empfanden. Andererseits wird von Bekannten berichtet, denen mit Technik in gefährlichen Situationen gedient gewesen wäre. In den Selbstäußerungen der Befragten wirkten beide Fälle als starke Motivation, sich explizit mit der Möglichkeit technischer Unterstützung zu befassen.

> **Handlungsempfehlung 8:** Die Beratung sollte Raum für persönliche Erzählungen der Ratsuchenden bieten, um die Verbalisierung selbst erlebter, authentischer Situationen zu ermöglichen. Diese Situationen können dann in der Beratung vertieft und mit der möglichen Anwendung hilfreicher Technik verknüpft werden.

Das konkrete Erleben des Nutzens von – bisher ungenutzter – Technik sollte nach Möglichkeit auch unmittelbar in der Beratung hergestellt werden. In diesem Zusammenhang kommt der sinnlichen Erfahrung durch Anfassen und Ausprobieren von technischen Geräten in der Beratungsstelle Bedeutung zu. Damit wird gleichzeitig das wichtige Gefühl bestärkt, neue, „schwer zu durchschauende" Technik beherrschen zu können.

> **Handlungsempfehlung 9:** Die Beratung sollte Erlebnisräume schaffen, die den Ratsuchenden die Erfahrung des Technikerlebens und der Technikbeherrschung ermöglichen.

Diese Empfehlung, das sei hier vorweggenommen, gilt auch für die gezielte Beeinflussung der Kosten-Nutzen-Analyse, die im Entscheidungsprozess Ratsuchender zur Einführung technischer Innovationen in die alltägliche Lebensführung eine wichtige Rolle spielt.

8.3 Wirksamkeit der technischen Primärsozialisation

In der Untersuchung konnten differenzierte Technikbilder für die einzelnen Zielgruppen nachgewiesen werden. Dennoch stehen die Mitglieder aller Zielgruppen der Nutzung von technischer Innovation zur Fortsetzung der selbstständigen Lebensführung grundsätzlich offen gegenüber.

Allerdings gibt es mit zunehmendem Alter eine nachweisbare Scheu vor dem Kontakt mit IK-Technologien, die als ostentative Abstinenz sogar eine identitätsstiftende Rolle einnehmen kann. Gegenüber diesem Personenkreis sollte ein „Herumreiten" auf den Möglichkeiten dieser Technologien unterbleiben, da sonst die Gefahr besteht, dass Ratsuchende ihre intellektuelle und emotionale Folgebereitschaft aufkündigen. So würde gegebenenfalls auch akzeptablen, niederschwelligen Low-Tech-Anwendungen der Weg verbaut.

> **Handlungsempfehlung 10:** Beratung sollte gegenüber IKT-fernen Personen vom „Einfachen" zum „Komplizierten" aufsteigen. Die geäußerte Ablehnung gegenüber vorgestellten Technologien sollte respektiert werden, ohne auf einer objektiven Sinnhaftigkeit zu insistieren.

Dies bezieht sich in ähnlicher Weise auch auf die Gruppe der *Pflegenden Angehörigen*. Für diese ist nicht nur die eigene, in der Regel vergleichsweise hohe Technikakzeptanz relevant, sondern auch die – oft weniger gegebene – Akzeptanz der zu pflegenden Person. Deshalb, so die Empfehlung, sollte die zu pflegende Person in den Beratungsprozess mit einbezogen werden. Ihre technische Kompetenz definiert die Grenzen des Technik-Levels in der Beratung.

> **Handlungsempfehlung 11:** In die Beratung pflegender Angehöriger sollten die zu pflegenden Personen mit ihren technischen Möglichkeiten und Handlungskompetenzen einbezogen werden und den Rahmen des Möglichen setzen.

Für die Beratung von *Informell Pflegenden* sind weiterhin jene Technikeigenschaften relevant, die zu einer Auflösung oder Verfestigung der Abgrenzung gegenüber dem Pflegeprozess beitragen. In der Untersuchung wurden durch die Befragten jene technischen Applikationen besonders hoch bewertet, die eine qualitative Verbesserung des Versorgungsgrades ermöglichen und ihnen parallel dazu eine geschützte Atmosphäre der von der Pflege abgesonderten Privatheit garantieren. In der Beratung sollte durch aktives Zuhören zudem ermittelt werden, ob der Wunsch nach Abgrenzung oder der Wille zur Versorgung dominant sind.

> **Handlungsempfehlung 12:** Die Situation pflegender Angehöriger ist durch starke Rollenkonflikte gekennzeichnet. In der Beratung sollten durch aktives Zuhören die konkrete Akzentsetzung in den Rollenkonflikten ermittelt und davon ausgehend relevante technische Lösungen in den Vordergrund gestellt werden.

In der Beratung von *Präventiv Interessierten* und *Professionell Pflegenden* kann – so belegen die Ergebnisse der empirischen Untersuchung – eine weitergehende Technikakzeptanz vorausgesetzt werden. *Präventiv Interessierte* verbinden die Nutzung moderner Technologien im alltäglichen Lebensumfeld mit Komfort- und Statusgedanken, die in die Beratung mit einbezogen werden können.

> **Handlungsempfehlung 13:** In der Beratung Präventiv Interessierter im mittleren Lebensalter können Komfort- und Statusfunktionen moderner technischer Applikationen eine zusätzlich motivierende Rolle zur Einführung technischer Innovationen in das private Lebensumfeld entfalten.

Professionell Pflegende erwarten von Technik eine Erleichterung ihres Arbeitsalltages. Gleichzeitig bewerten sie technische Applikationen auch vor dem Hintergrund der von ihnen alltäglich erlebten Technikkompetenz älterer Menschen und deren Angehörigen. *Professionell Pflegende* können damit eine wichtige Empfehler-Rolle in Familien mit pflegebedürftigen Mitgliedern übernehmen.

> **Handlungsempfehlung 14:** Der Wissenstransfer zu Professionell Pflegenden sollte eine herausgehobene Rolle einnehmen, da dieser Personenkreis gegenüber Dritten bedarfsgerechte Empfehlungen in konkreten Pflegesituationen geben kann.

8.4 Kosten-Nutzen-Abwägungen von Innovationen im Lebensumfeld

Plakativ ließe sich formulieren, dass die Chance auf den Einzug technischer Innovationen in das soziale Lebensumfeld Alternder in dem Maße steigt, in dem es in der Beratung gelingt, den erwartbaren Nutzen gegenüber den tatsächlichen *und* subjektiv vermuteten Kosten herauszuheben. Dieses wirtschaftliche Kalkül eint alle Alters- und Zielgruppen.

Die Ergebnisse der empirischen Untersuchung weisen in diesem Zusammenhang auf die unmittelbare Notwendigkeit hin, die technische Innovation direkt an die zu bearbeitende Problemlage in der alltäglichen Lebensführung der Ratsuchenden anzubinden. Die Darstellung des mit der Technik verbundenen Zusatznutzens sollte auf die Konstruktion spekulativer Szenarien verzichten.

> **Handlungsempfehlung 15:** Die Wahrheit ist stets konkret. In der Beratung sollten Lösungsvorschläge entwickelt werden, die für die Ratsuchenden aus ihrem Alltagserleben heraus nachvollziehbar sind.

Dies schließt die über das konkrete Anliegen der Ratsuchenden hinausgehende Beratung mit ein. Auch eine gut gemeinte, durch die objektive Bedarfslage gerechtfertigte „Zusatzberatung" erhöht die Gefahr, dass sich aus Sicht der Ratsuchenden die subjektiv empfundenen Kosten der Umsetzung der technischen Lösungsvorschläge summieren und bis zu einem Punkt steigern, an dem die ursprünglich angestrebte „kleine Lösung" unattraktiv wird. Für diesen Fall empfehlen die Autor/innen ein begleitendes Fallmanagement, das eng an die Dynamik der Bedarfslagen gekoppelt ist und sukzessive Vorschläge zur Verbesserung der Lebenssituation unterbreitet.

> **Handlungsempfehlung 16:** Statt einer großen Lösung sollten durch ein konsequentes Fallmanagement kleinteilige, aufeinander folgende und bedarfsgerechte Veränderungen angestrebt werden.

In der Kosten-Nutzen-Analyse spielen nicht nur die materiellen Aufwendungen eine Rolle. Auch die Mühen, die mit dem Erlernen von Bedienungsroutinen für ungewohnte technische Geräte verbunden sein können, werden – so belegen die Untersuchungsergebnisse – von den Ratsuchenden subjektiv gewichtet. Diese immateriellen Kosten sollten in die Beratung einbezogen werden. Um sie zu minimieren, kann in der Einführungsphase der aktiven Unterstützung durch die Senioren-Technikberatung eine Brückenfunktion zukommen.

> **Handlungsempfehlung 17:** Für die Einführungsphase neuer technischer Geräte sollte die Senioren-Technikberatung bereits in der Beratung ihre Unterstützung anbieten.

Gerade für die Gruppe der älteren *Menschen mit Handlungsbedarf* und die Beratung von *Pflegenden Angehörigen* ist es wichtig, sich klar auf die bedarfs- und bedürfnisrelevanten Kernfunktionen der assistiven Technologien zu fokussieren. Funktionsvielfalt wird – so belegen die Untersuchungsergebnisse – mit einer vermehrten kognitiven Investition in das Beherrschen des Gerätes gleichgesetzt und verstärkt daher den Kostenfaktor.

> **Handlungsempfehlung 18:** Beratung sollte sich auf die bedarfsrelevanten Kernfunktionen technischer Applikationen fokussieren.

Die Umsetzungsbereitschaft von erarbeiteten Lösungsvorschlägen steigt, wenn bereits während der Beratung auf eine Infrastruktur verwiesen werden kann, die im Bedarfsfall technische Unterstützung leistet. Dies bezieht sich vornehmlich auf *professionelle Dienstleister*. Aber auch die *informellen Unterstützer*, insbesondere helfende Angehörige oder sorgende Nachbarn, können in den Beratungs- und Implementationsprozess einbezogen werden. Um dies zu gewährleisten, lässt sich in der Beratung das persönliche Unterstützerfeld durch aktives Zuhören oder gezieltes Nachfragen identifizieren.

> **Handlungsempfehlung 19:** Die Identifizierung der im Bedarfsfall unterstützenden Infrastruktur kann die Kosten-Nutzen-Analyse der Ratsuchenden positiv beeinflussen. Helfende Angehörige und andere informelle Unterstützer sollten in den Beratungs- und Implementationsprozess einbezogen werden.

8.5 Umgang mit langfristigen Perspektiven

In der Auswertung der empirischen Untersuchung trat der zeitliche Horizont der Zielgruppen als eine wesentliche Variable hervor, die für die Wahrnehmung des Beratungs- und Informationsangebotes der Kommunalen Beratungsstelle von hoher Relevanz ist. Die Zeiträume, in denen die Ratsuchenden über ihr weiteres Leben nachdenken und ggf. Planungen anstellen, unterscheiden sich von Zielgruppe zu Zielgruppe deutlich.

Für die Gruppe *Menschen mit Handlungsbedarf* und die Gruppe der *Pflegenden Angehörigen* sind nur kurze Zeithorizonte relevant. Darauf muss sich Beratung einstellen und Lösungen für die unmittelbar vorgefundene Situation anbieten. Die Diskussion von Szenarien, die in der Zukunft relevant werden könnten, ist nicht zielführend und kann Potenziale für die Beratung und die Umsetzung erarbeiteter Lösungen verschütten.

Die Gruppe der *Präventiv Interessierten* ist gerade wegen des längeren Zeithorizonts und der entfernt liegenden Wahrscheinlichkeit, als „alt" zu gelten, für

Beratung besonders aufgeschlossen. Daher kann Beratung in diesem Fall einen weit gefassten perspektivischen Ansatz verfolgen.

Für *Professionell Pflegende* spielt der Zeitfaktor eine untergeordnete Rolle und bietet keinen beratungsrelevanten Ansatz. Die Vielzahl der Bedarfsfälle, mit denen die Beschäftigten ambulanter Pflegedienste täglich konfrontiert sind, lässt auf ein unmittelbares, dauerhaftes und breit gefächertes Interesse an technischer Unterstützung schließen.

Handlungsempfehlung 20: Der Zeithorizont, in dem Ratsuchende für ihr weiteres Leben planen, sollte in der Beratung differenziert beachtet werden.

Anhang: Beispiel-Demonstratoren für eine Beratungsstelle

Auf den folgenden Seiten stellen wir Ihnen einige Geräte(-klassen) vor, die in den kommunalen Beratungsstellen für die Senioren-Technikberatung eingesetzt und erprobt wurden.

Die Autor/innen empfehlen, in der Beratungsstelle einfache Hilfsmittel vorzuhalten – auch wenn es sich nicht um Technik im engeren Sinne handelt – und Vorträge damit zu beginnen. Deshalb stehen Beispiele dafür am Beginn des Verzeichnisses. Ihnen folgen Geräte und Accessoires, die das Aufstehen und Hinsetzen erleichtern sowie die Sturzgefahr im häuslichen Umfeld verringern. Daran knüpft eine exemplarische Darstellung der breiten Palette elektrischer und elektronischer Geräte an, die den Alltag in der Häuslichkeit positiv beeinflussen, die die selbstständige Lebensführung unterstützen und so das Selbstwertgefühl stärken können. Einige dieser Geräte sind mit Sensoren ausgestattet und können auf Handlungen der Nutzer/innen oder auf Zustände in der Wohnung reagieren. Anschließend stellen wir Anwendungen vor, welche die Kommunikation zwischen hilfebedürftigen und sorgenden Personen vereinfachen und deren Einsatz pflegende Angehörige entlasten kann. Klassische Telekommunikationsgeräte wie Telefone und Handys bilden den nächsten Block, bevor eine Auswahl von Produkten aus dem Bereich Gesundheit und Aktivierung präsentiert wird. Es folgen Beispiele für Möglichkeiten der Wohnraumanpassung, die insbesondere aus der Perspektive der Sicherheit ausgewählt wurden. Daran schließen Smart Home-Lösungen und AAL-Systeme an, bevor abschließend auf Helfer für die vereinfachte Nutzung von Computern und Smartphones sowie die Möglichkeiten der Robotik hingewiesen wird.

Natürlich bildet dies nur einen begrenzten Ausschnitt aus einer unüberschaubaren Vielzahl an Möglichkeiten. Wir wollen die abgebildeten oder namentlich erwähnten Produkte auch nicht als „Beste ihrer Klassen" empfehlen. Es handelt sich eher um eine beispielhafte Auswahl von Anwendungen, für die positive praktische Erfahrungen aus der Beratung vorliegen. Alle Angaben verstehen sich ohne Gewähr.

Zum Schluss noch zwei praktische Hinweise: Die Kommunale Beratungsstelle „Besser leben im Alter durch Technik" der Stadt Halberstadt hat in den Jahren 2014 und 2015 kurze Filme über die Möglichkeiten technischer Assistenz produziert. Die Videos können auf dem Portal Youtube unter dem Suchbegriff „Gesund im Harz" abgerufen werden.

Sollte dieses Buch Ihr Interesse geweckt haben und Sie sich einen praktischen Eindruck vom Interesse der Zielgruppen und der Funktion der Geräte verschaffen wollen, sind die Autor/innen gern bereit, den „Demonstrator-Koffer" zu packen und in Ihrer Kommune einen Vortrag zum Thema „Kleine Technik, große Hilfe" vor Seniorengruppen oder interessierten Mitarbeiter/innen der Verwaltung zu halten. Die Kontaktdaten finden Sie im Verzeichnis der Autor/innen.

Brettchen mit Pollern und abgewinkelter Kante

Das Brettchen unterstützt Menschen mit halbseitigen Lähmungen dabei, einfache Mahlzeiten ohne Hilfe Dritter zuzubereiten. Es wird durch rutschfeste Kappen auf der Unterseite und eine abgewinkelte Kante in Position gehalten. Die Poller auf der Oberseite fixieren die zwischen ihnen liegende Brotscheibe. So können Schnitten mit einer Hand geschmiert werden, da ein Festhalten des Brettchens oder der Brotscheibe nicht notwendig ist. Durch dieses einfache Hilfsmittel gewinnen unterstützungsbedürftige Menschen wichtige Grade der Selbstständigkeit. Pflegende Angehörige werden entlastet.

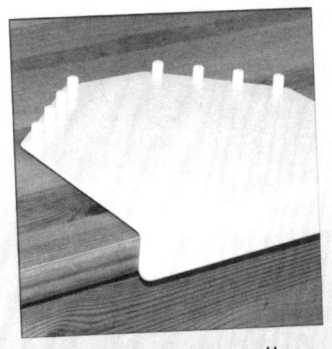

Brettchen mit Pollern u. abgewinkelter Kante

Bezugsquelle: Sanitätshäuser, Versandhandel
Preis: Ca. 15 Euro

Universal-Drehhilfe

Personen, die unter Arthritis oder einer verringerten Handfunktion leiden, können die Universal-Drehhilfe im gesamten Haushalt verwenden. Dieses Gerät eignet sich zum Betätigen von Drehschaltern (z.B. am Elektroherd, Lichtschalter) oder zum Drehen von Schlüsseln aller Größen. Die Stifte auf der Vorderseite sind einzeln versenkbar. Sie werden auf die zu drehenden Gegenstände aufgesetzt und passen sich den jeweiligen Oberflächen flexibel an. So werden die Gegenstände fixiert und die Drehbewegungen des Handgelenks leicht übertragen.

Universal-Drehhilfe

Bezugsquelle: Sanitätshäuser, Versandhandel
Preis: ca. 30 Euro

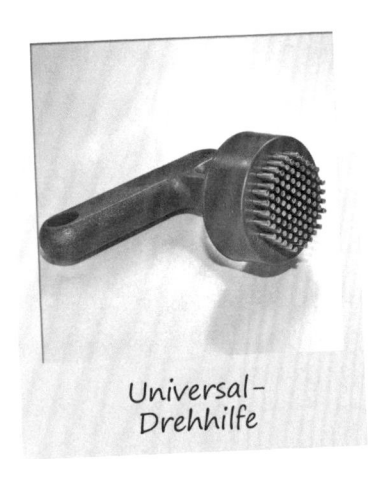

Anhang

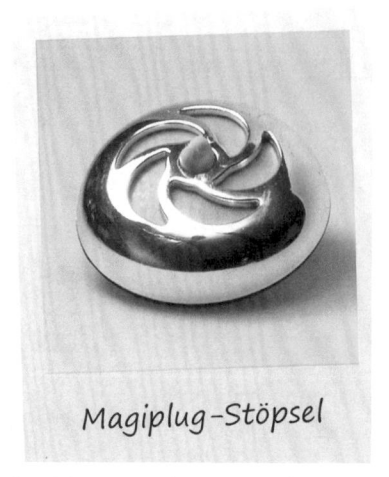

Magiplug-Stöpsel

Stöpsel mit drucksensibler Öffnungsmechanik

Der „Magiplug" beugt Überschwemmungen in der Häuslichkeit vor. Er wird in Waschbecken oder Badewannen als Stöpsel verwendet. Im Inneren befindet sich eine Feder. Erreicht die Wassersäule über dem Stöpsel eine kritische Höhe, wird durch den Wasserdruck die Feder zusammengedrückt und der Stöpsel öffnet einen Abflussmechanismus. So werden auch bei permanent geöffneten Wasserhähnen Überschwemmungen mit hoher Wahrscheinlichkeit vermieden. Auf der Oberseite des „Magiplug" ist ein Gewebe eingearbeitet, das bei Wassertemperaturen über 32 °C zu einer giftig-gelben Farbe wechselt. Dies ist ein optischer Hinweis auf heißes Wasser. Beachten Sie: Die Stöpsel gibt es in Waschbecken- oder Badewannenausführung, da in beiden Fällen der kritische Wasserdruck höchst unterschiedlich ist.

Bezugsquelle: Versandhandel
Preis: ab 10 Euro

Drehkissen

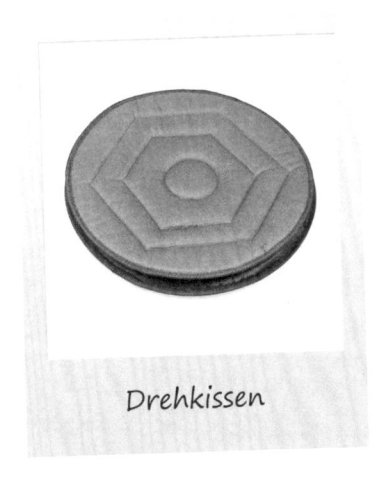

Drehkissen

Drehkissen unterstützen die Nutzer/innen bei Drehungen im Sitzen und schonen somit Rücken und Hüfte vor Verspannungen. Das Kissen besteht aus zwei Schichten: Die untere liegt fest auf der Sitzfläche, die obere dreht sich mit dem Gesäß mit. Die Drehkissen sind auch für den Einsatz auf Autositzen gut geeignet und erleichtern das Ein- und Aussteigen. Da Autositze u-förmig gestaltet sind, sollte man unter das Drehkissen zunächst ein zweites flaches Kissen legen, welches für eine ebene Sitzfläche sorgt, sonst ist die Drehfunktion eingeschränkt.

Bezugsquelle: Sanitätshäuser, Supermärkte, Versandhandel
Preis: ab 20 Euro

Möbelerhöher

Mit einem Möbelerhöher, der optisch an einen umgedrehten Blumentopf erinnert, können Sofas, Sessel oder Betten relativ preiswert und einfach um 10–15 cm erhöht werden. Dies kann hilfreich sein, wenn das Aufstehen große Schmerzen bereitet oder viel Kraft erfordert. So wird beim Aufstehen der Weg in die aufrechte Position verkürzt. Möbelerhöher werden einfach unter die Füße des Möbelstücks gestellt.

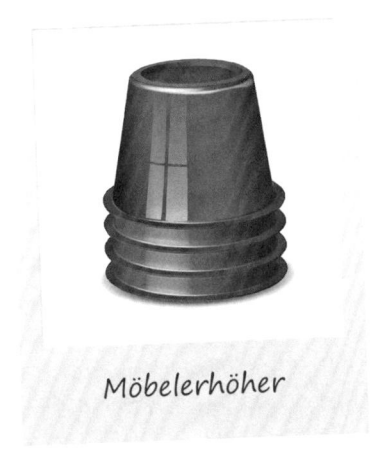

Möbelerhöher

Bezugsquelle: Sanitätshäuser, Versandhandel, Tischlerei
Preis: 4er-Set ab 20 Euro

Mechanische Aufstehhilfe

Die Aufstehhilfe wirkt wie ein sanftes Katapult und verleiht der Bewegung Schwung. Dadurch wird das Aufrichten spürbar unterstützt. Beim Hinsetzen auf einen Stuhl oder in einen Sessel wird Flüssigkeit in einer Pumpe zusammengedrückt, die sich beim leichten Anheben des Körpers wieder ausdehnt und dadurch Energie freisetzt, welche das Aufstehen unterstützt. Für Menschen mit besonders wenig Kraft sind auch elektrisch angetriebene Modelle erhältlich. Die gepolsterten Aufstehhilfen lassen sich zusammenklappen und leicht transportieren.

Aufstehhilfe

Bezugsquelle: Sanitätshäuser, Versandhandel
Preis: ab 150 Euro

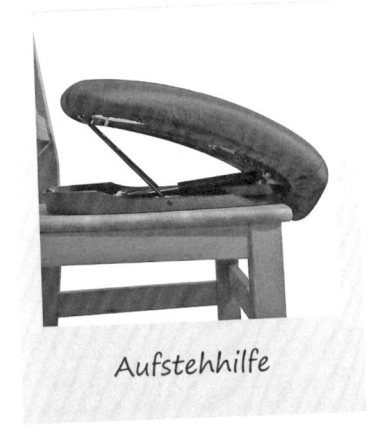

Höhenverstellbarer Lattenrost

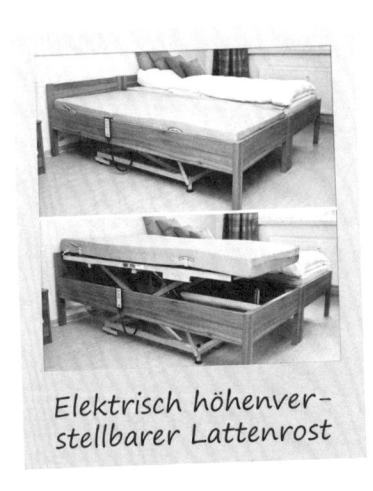

Elektrisch höhenverstellbarer Lattenrost

Mit zunehmendem Alter kann das Aufstehen aus dem Bett zunehmend schwieriger werden. Gleichzeitig scheuen die Menschen den Aufwand zur Veränderung des Schlafzimmers oder zum Neukauf eines Bettes. Eine perfekte Möglichkeit, Lebensqualität zurückzugewinnen, ohne das Schlafzimmer neu möblieren zu müssen, ist die Nutzung von motorgetriebenen, höhenverstellbaren Lattenrosten. Diese passen in jedes herkömmliche Bett und ersetzen lediglich den bisher genutzten Lattenrost. Über eine Fernbedienung kann die Höhe des Bettes so justiert werden, dass Hinlegen und Aufstehen schmerzfrei möglich sind. Anschließend wird der Lattenrost auf die normale Höhe heruntergefahren.

Diese Lattenroste können von Hausärzt/innen verschrieben werden und werden dann beim Kauf von der Krankenkasse bezuschusst.

Bezugsquelle: Sanitätshäuser, Versandhandel

Preis: ca. 1.000 Euro

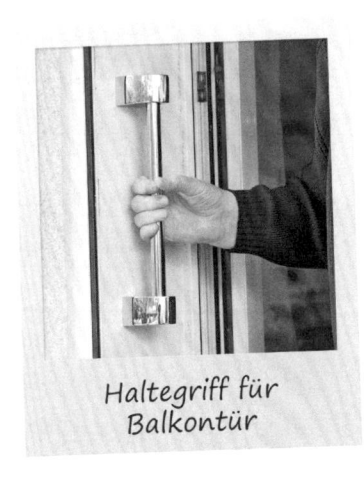

Haltegriff Balkontür

Haltegriff für Balkontür

Der Austritt zum Balkon ist gerade in älteren Gebäuden nur über eine hohe Stufe möglich, die vor eindringendem Wasser schützen soll. Für ältere Menschen ist damit jedoch auch eine erhöhte Sturz- und Stolpergefahr verbunden. Dem kann durch die Montage eines zusätzlichen Haltegriffs im Türrahmen wirksam begegnet werden.

Bezugsquelle: Baumarkt, Sanitärfachhandel

Preis: ca. 50 Euro

Saugnapf-Haltegriff für das Bad

Ein zusätzlicher Griff im Sanitärbereich bedeutet ein Plus an Sicherheit. Wenn solche Griffe nicht angeschraubt werden können, bieten Haltegriffe mit Saugnäpfen eine gute Alternative. Sie sind auch ein praktischer Begleiter bei Besuchen oder Urlaubsreisen. Haltegriffe mit Saugnäpfen können nur auf glatten Fliesenoberflächen und bei fest klebenden Fliesen verwendet werden. Bei der Auswahl ist unbedingt auf das Körpergewicht der Nutzenden, die Belastbarkeit des Griffs und des Untergrunds zu achten. Ein Qualitätsmerkmal bei Haltegriffen ist das Vorhandensein einer Anzeige, die signalisiert, wenn der Griff sich gelockert hat und neu angebracht werden muss.

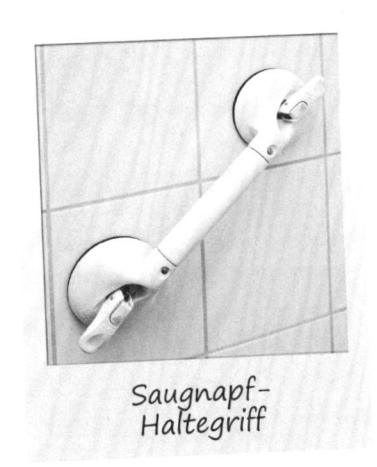

Bezugsquelle: Sanitätshaus, Versandhandel
Preis: ca. 150 Euro

Saugnapf-Haltegriff

Modulares Rampensystem

Mit Rampen, die aus einzelnen PVC-Bausteinen zusammengesteckt sind, können Hindernisse wie Stufen, kleine Treppen oder Schwellen barrierefrei gestaltet werden. Die Bausteine eignen sich auch zum Auslegen von Hohlflächen wie Duschwannen, die dann mit einem Rollstuhl oder Rollator befahren werden können. Die einzelnen Systembausteine können nach Bedarf zusammengesteckt und zugeschnitten werden, sie sind rutschhemmend und UV-fest. Dadurch ist das System flexibel für viele Anwendungsgebiete im Innen- und Außenbereich verwendbar.

Bezugsquelle: Sanitätshäuser, Versandhandel
Preis: abhängig vom benötigten Umfang

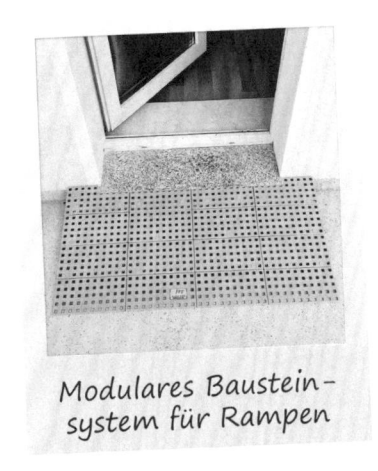

Modulares Bausteinsystem für Rampen

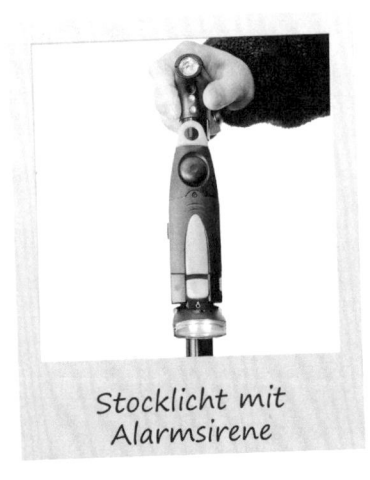

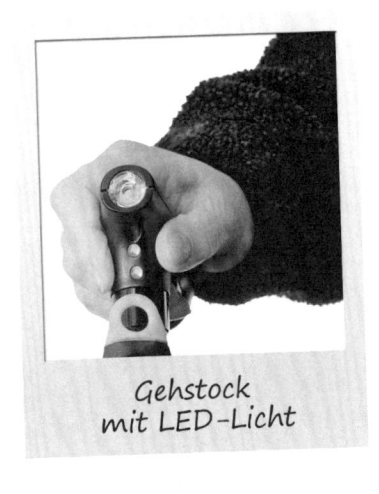

Faltbarer Gehstock mit LED Beleuchtung

Der Gehstock mit LED-Beleuchtung ist ein typisches Aha-Effekt-Produkt: Die Funktionalität leuchtet den Klient/innen der Senioren-Technikberatung sofort ein und ist gleichzeitig so pfiffig, dass die typischen Vorbehalte gegenüber Gehstöcken durch den Innovationswert aufgewogen werden.

Die Gehstöcke sind mit batteriegespeisten LED-Leuchten ausgestattet, die den Weg vor den Füßen über mehrere Meter ausleuchten. Manche dieser Gehhilfen lassen sich zusammenfalten und verfügen über einen breiten Fuß, sodass der Stock auf einer ebenen Fläche selbstständig steht.

Bezugsquelle: Versandhandel
Preis: ab 15 Euro

Stocklicht mit Alarmsirene

Stocklicht mit Alarmsirene

Das LED-Licht mit integriertem Alarm ist der ideale Begleiter bei Spaziergängen oder sportlichen Aktivitäten. Dieses kleine und leichte Gerät wird mit Batterien betrieben und als Taschenlampe eingesteckt oder am Nordic Walking-Stock, Gehstock oder Rollator befestigt. Die LED-Leuchten im schwenkbaren Lampenkopf geben auf dunklen Wegen Sicherheit. Zudem produziert das kleine Gerät bei Bedarf ein schrilles Geräusch. Das Ziehen einer Lasche löst eine laute, weit hörbare Sirene aus. So können Nutzer/innen bei Unfällen oder auch Angriffen leicht auf sich aufmerksam machen.

Gehstock mit LED-Licht

Bezugsquelle: Versandhandel, Outdoor- und Sportfachgeschäfte
Preis: ca. 15 Euro

LED-Nachtlicht mit Bewegungssensor

LED-Nachtlichter mit Bewegungssensor sind echte 3-in-1-Multitalente. Sie verringern die Unfallgefahr, dienen bei Stromausfall als Notlicht und können als Taschenlampe verwendet werden. Bei abnehmender Helligkeit aktiviert sich automatisch der Bewegungsmelder an der Vorderseite des Gerätes. Registriert der Sensor Aktivität, schaltet sich ein Flächenlicht ein, das nach rund einer halben Minute wieder erlischt. Bei nächtlichen Gängen durch die Wohnung wird so die Stolpergefahr verringert.

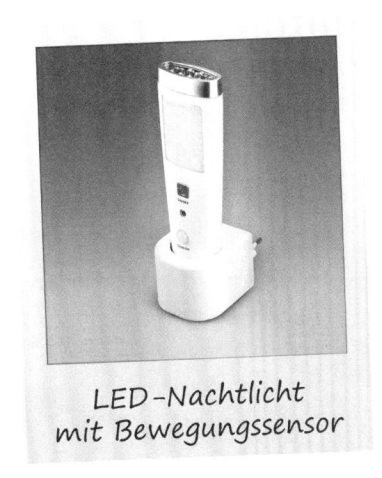

LED-Nachtlicht mit Bewegungssensor

Das LED-Nachtlicht ist in einer Steckdosenhalterung positioniert. Fällt an der Steckdose der Strom aus, beginnt die Lampe sofort zu leuchten und dient damit als Notlicht. Die maximale Leuchtdauer beträgt ca. 90 Minuten. Das Gerät kann auch aus der Steckdosenhalterung entnommen und als Taschenlampe genutzt werden

Bezugsquelle: Baumärkte, Versandhandel

Preis: ab 20 Euro

Wecker mit Zeitansage

Sprechende Wecker sind beim Publikum der Senioren-Technikberatung sehr beliebt. Die Uhren zeigen nicht nur, was die Stunde geschlagen hat, sondern sagen auch die Zeit an, wenn man sie mit der Hand berührt. Außerdem können manche Wecker so eingestellt werden, dass sie tagsüber zu jeder vollen Stunde die Uhrzeit automatisch ansagen. Beim Kauf sollte man auf Qualität und Lautstärke der Sprachwiedergabe achten, die von Modell zu Modell stark variieren können.

Sprechender Wecker

Bezugsquelle: Elektrofachmärkte, Versandhandel

Preis: ab 8 Euro

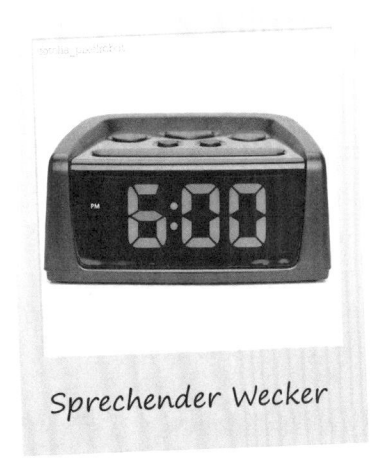

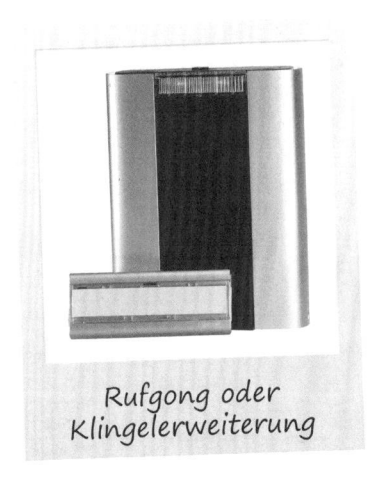

Klingelerweiterung/Rufgong

Eines der häufigsten Probleme von Klient/innen der Senioren-Technikberatung ist die nicht mehr ausreichende Lautstärke der Hausklingel. Durch eine Klingelerweiterung, auch Ruf- oder Funkgong genannt, bestehend aus einem batteriebetriebenen Sender und einem Empfangsteil, kann das Problem leicht behoben werden. Beide Teile kommunizieren über Funk mit einer Reichweite von 200 Metern im Freien und bis zu 50 Metern in Gebäuden. Die Geräte geben einen lauten Klingelton und Blitzsignale ab. Es besteht durch Zusatzmodule die Möglichkeit, dass Bewegungen an einer Lichtschranke bzw. eingehende Anrufe durch den Rufgong signalisiert werden.

Rufgong oder Klingelerweiterung

Bezugsquelle: Baumarkt, Versandhandel
Preis: ab 60 Euro

Elektrischer Schlüsselantrieb mit Fernbedienung

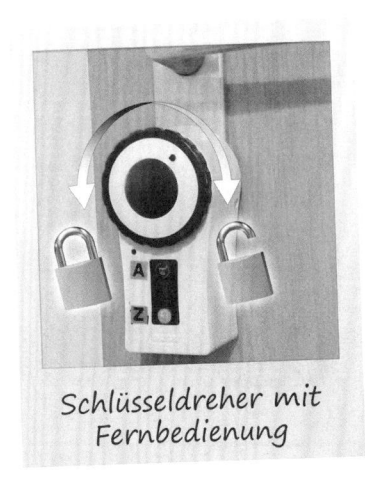

Für mobilitätsbeeinträchtigte Menschen kann das Öffnen der Wohnungstür eine große Herausforderung bedeuten. Ein elektrischer Schlüsselantrieb, der einfach auf den im Schloss steckenden Schlüssel gesetzt wird, kann eine Alternative zur Schlüsselvergabe an Dritte darstellen. Durch Drücken der Fernbedienung wird die Tür geöffnet oder geschlossen. Der Türöffner kann ideal mit einer in der Tür verbauten Kamera (siehe „digitaler Türspion") kombiniert werden, welche die Bilder zum Aufenthaltsort des älteren Menschen überträgt und zeigt, wer vor der Tür steht. Da kein Bohren an der Tür nötig ist, eignet sich das Gerät auch für Mietwohnungen.

Schlüsseldreher mit Fernbedienung

Bezugsquelle: Elektrofachhandel, Baumarkt, Versandhandel
Preis: ab 35 Euro

Digitaler Türspion

Ein digitaler Türspion besteht aus zwei Komponenten: einer Kamera in der Tür und einem Monitor in der Wohnung. Von außen ist er nicht als Kamera zu erkennen und wird einfach gegen den vorhandenen Spion getauscht oder in ein neu gebohrtes Loch gesetzt. Es gibt Unterschiede bei der Auflösung der Kamera, der Möglichkeit, Bilder zu speichern, und bei der Displaygröße des Monitors. Der Monitor wird über ein Kabel mit der Kamera verbunden und von innen an die Tür geklebt. Bei der Funkvariante kann man den Monitor auch an einer anderen Stelle in der Wohnung platzieren, z.B. am Bett oder neben dem Lieblingssessel. Wenn es klingelt, wird der Knopf am Display gedrückt und das Bild wird für einige Zeit auf den Monitor übertragen. Von außen kann man nicht sehen, dass die Kamera betätigt wird.

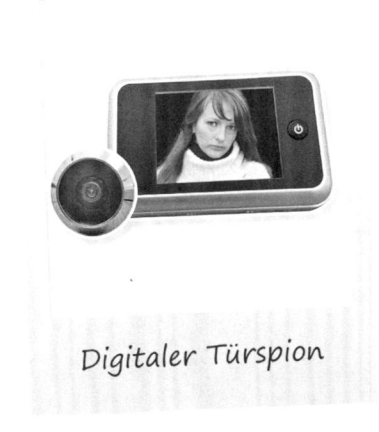

Digitaler Türspion

Bezugsquelle: Baumarkt, Versandhandel
Preis: ab 70 Euro

Sicherheitsbügeleisen

Bei Sicherheitsbügeleisen, die Komfort und Sicherheit gleichermaßen erhöhen, registrieren Sensoren im Handgriff die Nutzung des Bügeleisens. Lässt man den Griff los, wird die Platte abgeschaltet und damit die Brandgefahr verringert. Für die Beratung empfiehlt sich das Modell „safety lift", da beim Loslassen des Griffs das Bügeleisen durch einen Lift-Mechanismus einen Zentimeter in die Höhe gehoben wird.

Sicherheitsbügeleisen

Bezugsquelle: Elektromärkte, Versandhandel
Preis: ab 35 Euro

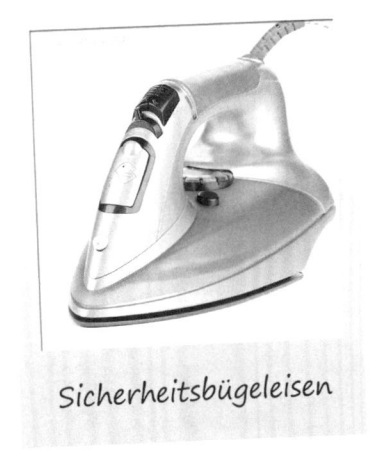

Schlüsselfinder

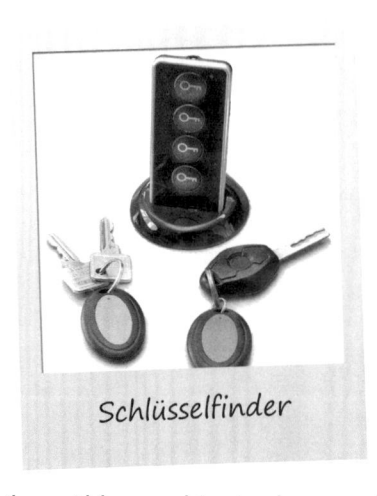

Schlüsselfinder leisten für Menschen jeden Alters wertvolle Dienste. Besonders gefragt sind die kleinen Helfer, wenn ältere Menschen Dinge in der eigenen Wohnung nicht mehr wiederfinden. Sie können dann pflegenden Angehörigen beim Suchen eine wertvolle Unterstützung sein.

An wichtigen Gegenständen wie Schlüsseln oder Geldbörsen werden kleine Empfänger befestigt. Drückt man am Sender einen Knopf, beginnen die Empfänger zu blinken und weisen mit akustischen Signalen auf ihren Ablageort hin. In den verschiedenen Kommunalen Beratungsstellen wurden unterschiedliche Systeme getestet. Von Bluetooth-Schlüsselfindern wurden überwiegend negative Erfahrungen berichtet. Auch einfache Funk-Systeme, die für ca. 30 Euro zu haben sind, fielen bereits nach kurzer Zeit aus. Hochwertige Produkte konnten hingegen überzeugen, allerdings sind sie in der Anschaffung vergleichsweise teuer.

Bezugsquelle: Elektrofachhandel, Versandhandel
Preis: ab 30 Euro

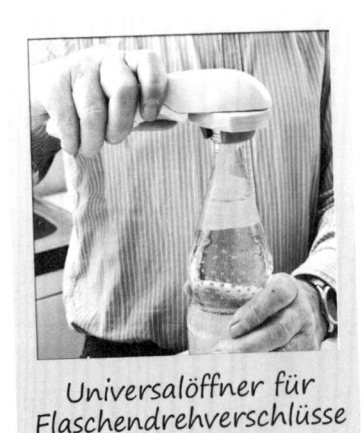

Batteriebetriebener Öffner für Flaschendrehverschlüsse

Elektrische Öffner für Flaschenverschlüsse sind in der Handhabung ganz einfach. Man hält die Flasche fest, setzt den Öffner auf den Deckel und betätigt den Startknopf. Den Rest übernimmt das Gerät und nach spätestens 20 Sekunden ist die Flasche geöffnet. Die Öffnungsmechanik ist flexibel und passt sich dem jeweiligen Durchmesser des Flaschenverschlusses an.

Bezugsquelle: Elektrofachmärkte, Versandhandel
Preis: ab 20 Euro

Batteriebetriebener Öffner für Schraubdeckelgläser

Die Deckel von Schraubdeckelgläsern, z.B. für Marmelade, sitzen oft sehr fest. Batteriebetriebene Öffner können da eine große Hilfe sein. Mit einer Hand hält man das Glas fest, mit der anderen setzt man den Öffner auf den Deckel und drückt den Startknopf. Die Mechanik passt sich ganz von allein flexibel den unterschiedlichen Glasgrößen an. Im Betrieb ist das Gerät für ältere Menschen problemlos zu handhaben. Bei einigen Modellen ist das Wechseln der Batterien jedoch etwas komplizierter.

Universalöffner für Schraubdeckelgläser

Bezugsquelle: Elektrofachmärkte, Versandhandel

Preis: ab 23 Euro

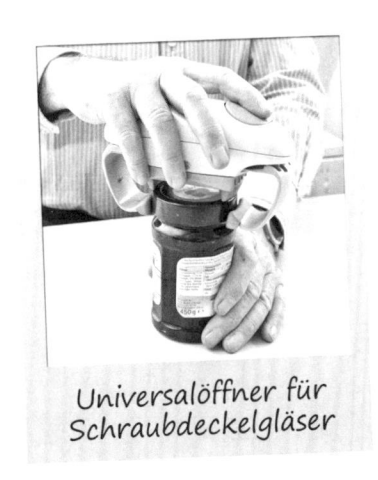

Universal-Fernbedienung für TV und Receiver

Die Funktionsvielfalt neu gekaufter Geräte drückt sich oft in komplizierten Fernbedienungen aus. Universalfernbedienungen, die auf das Gerät einfach angelernt werden können, beschränken sich auf die basal notwendigen Funktionen. So kann einer Überforderung bei der Bedienung oder dem nicht beabsichtigten Auslösen von Funktionen vorgebeugt werden. Beim Kauf sollte man darauf achten, dass die Fernbedienung beim Batteriewechsel die gespeicherten Einstellungen behält.

Universalfernbedienung

Bezugsquelle: Elektrofachmärkte, Versandhandel

Preis: ab 10 Euro

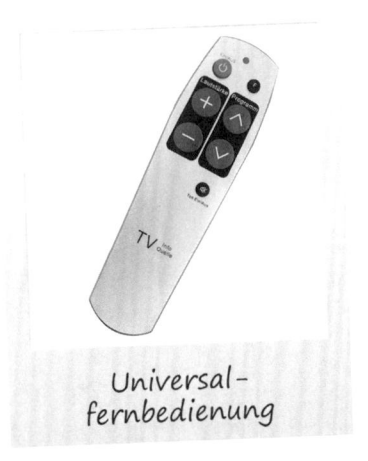

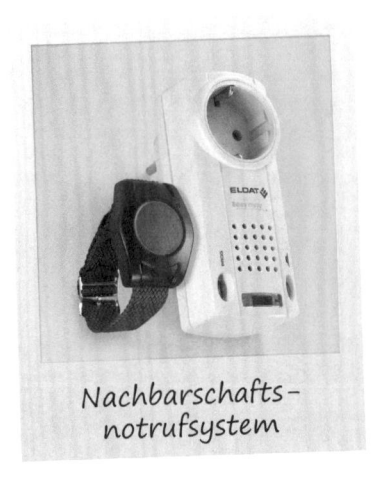

Nachbarschafts-Notruf mit Quittierungsfunktion

Ein Nachbarschafts-Notruf kann in Mehrfamilienhäusern oder bei der Pflege von Angehörigen, die in einem separaten Teil der Wohnung leben, wirksame Unterstützung leisten. Das Set besteht aus einem Sender, der zum Beispiel wie eine Uhr am Handgelenk getragen wird, und einem Empfänger, der in der Wohnung der Vertrauensperson in einer Steckdose steckt. Sender und Empfänger sind über Funk verbunden. Die maximale Distanz in Gebäuden beträgt ca. 30 Meter. Wird der Notruf durch Drücken des Senders ausgelöst, werden am Empfänger ein lautes Alarmsignal und ein Lichtblitz aktiviert. Die Wiedergabe der Alarmtöne wird durch Drücken einer Quittierungstaste am Empfangsgerät oder nach 22 Minuten automatisch beendet. Das Set bietet verschiedene Erweiterungsmöglichkeiten wie mehrere Handsender oder Empfänger, Trittmatten oder Türmagnete an.

Bezugsquelle: Versandhandel
Preis: ab 80 Euro

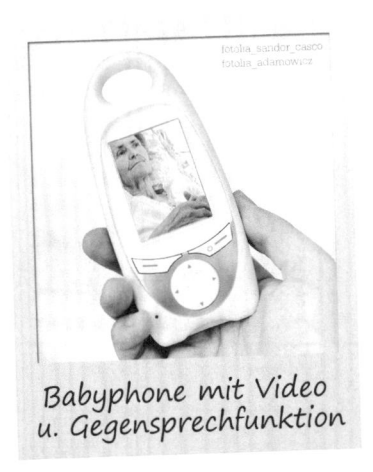

Babyphone mit Video und Gegensprechfunktion

Ein Babyphone ermöglicht das frühzeitige Erkennen von Notfällen und nimmt pflegenden Angehörigen durch die Video- und Gegensprechfunktion manchen Weg ab. Die Kamera sollte für eine gute Bildübertragung auch in den Nachtstunden mit Infrarotlicht ausgestattet sein. Außerdem sind Klangqualität der Gegensprechfunktion und die tatsächliche Reichweite wichtige Leistungsmerkmale. Die Nutzung dieses kamera- und mikrofonbasierten Monitorings sollte unbedingt mit allen Beteiligten vorab besprochen werden.

Bezugsquelle: Elektrofachmärkte, Versandhandel
Preis: ab 150 Euro

Großtasten-Telefon mit Foto-Direktwahltasten

Großtastentelefone bieten eine Vielzahl sinnvoller Funktionalitäten. Durch die großen Wähltasten wird die Bedienung wesentlich erleichtert. Die Rufnummern der wichtigsten Kontaktpersonen können auf Foto-Direktwahltasten programmiert werden. Die Telefone sind hörgerätekompatibel und verfügen über Einstellungsmöglichkeiten der Empfangslautstärke. So können ältere Personen, die in einer Partnerschaft leben, die Lautstärke beim Telefonieren durch Drehen eines kleinen Rädchens jeweils auf ihr Hörvermögen abstimmen. Eingehende Anrufe werden durch besonders lautes Klingeln und eine blinkende LED-Anzeige signalisiert.

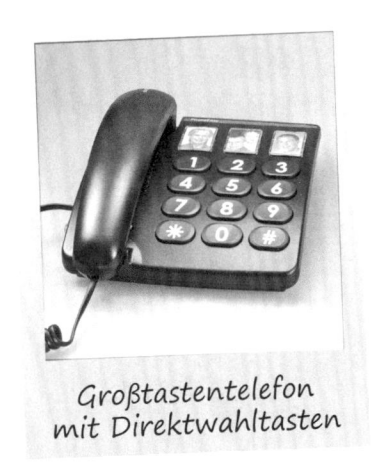

Komfortmodelle, die im Handel ab einem Preis von ca. 100 Euro erhältlich sind, verfügen zusätzlich auch über eine Notruf-Taste und ein Notruf-Armband. Beim Auslösen des Notrufes, z.B. nach einem Sturz in der Wohnung, muss der Hörer zum Telefonieren nicht mehr abgenommen werden. Die Verständigung wird dann durch einen automatisch aktivierten Freisprechmodus realisiert.

Bezugsquelle: Elektrofachmärkte, Versandhandel

Preis: ab 30 Euro

Großtastentelefon mit Direktwahltasten

Senioren-Handy

Mittlerweile gibt es eine unüberschaubare Vielfalt an Mobiltelefonen, die auf die speziellen Bedürfnisse von Senior/innen abgestimmt sind. Die Bedienelemente sind übersichtlich gestaltet und größer als bei herkömmlichen Handys. Außerdem verfügen die Geräte – häufig auf der Rückseite – über einen SOS-Knopf, durch dessen Drücken im Notfall ein Anruf ausgelöst wird. Die Notrufnummern, z.B. von Verwandten, können individuell einprogrammiert werden. Die Verwendung von Notrufnummern der Polizei oder des Rettungsdienstes ist allerdings untersagt. Manche Modelle verfügen darüber hinaus über eine Ortungsfunktion und über Zusatzfunktionen wie Taschenlampe oder Kamera.

Beim Kauf sollte darauf geachtet werden, dass die Telefone hörgerätetauglich sind und ggf. trotz motorischer Einschränkungen der Hände genutzt werden können. Wenn die Telefone vorwiegend als Notfallabsicherung und nicht der dauerhaften Kommunikation dienen, ist der Betrieb mit einer Prepaid-Karte zu empfehlen.

Bezugsquelle: Mobilfunkshops, Elektrofachmärkte, Versandhandel

Preis: ab 30 Euro

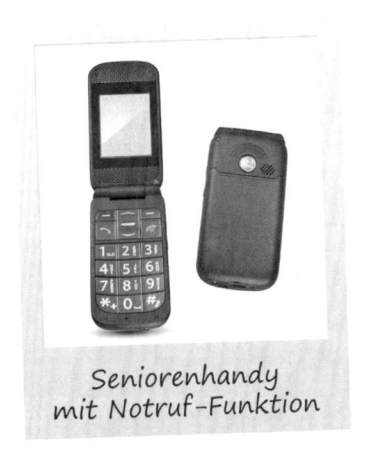

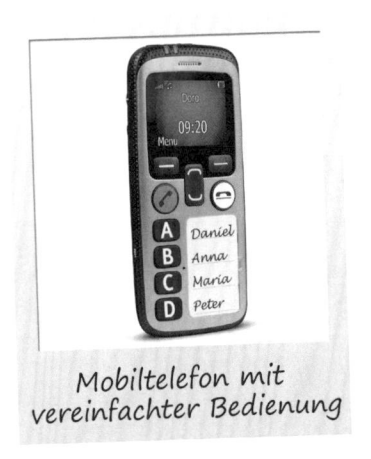

Seniorenhandy mit Notruf-Funktion

Mobiltelefone mit vereinfachter Bedienung

Für Personen mit körperlichen und geistigen Einschränkungen oder geringen technischen Kenntnissen bieten sich Handys mit der Beschränkung auf die Kernfunktion „Telefonieren" an. Diese Geräte verfügen in der Regel nur über eine oder wenige Direktwahl-Tasten, auf welche die Rufnummern der wichtigsten Kontaktpersonen programmiert werden. So entfallen das Eintippen der Telefonnummern oder das Durchsuchen der Kontaktliste. Außerdem bieten diese Mobiltelefone mit GPS-Ortung eine weitere Sicherheitsfunktion.

Mobiltelefon mit vereinfachter Bedienung

Bezugsquelle: Elektrofachmärkte, Sanitätshäuser, Versandhandel

Preis: ab 60 Euro

Schnurlos-Telefon mit Notrufknopf

Das „Salufon" ist ein schnurloses Telefon mit Notrufknopf, das wie eine Kette um den Hals getragen wird. Es wird als Nebenstelle eines nebenstellenfähigen DECT-Telefons (handelsübliche Schnurlostelefone) betrieben. Eingehende Anrufe werden durch Drücken des Knopfes angenommen. Das Gerät verfügt über ein Mikrofon und einen Lautsprecher, sodass alle Telefonate bei einer hervorragenden Tonqualität im Freisprechmodus ausgeführt werden können. Benötigen Nutzer/innen des Salufons Hilfe, können sie über das Gerät einen Notruf an eine Vertrauensperson absetzen. Dazu müssen sie lediglich den Knopf wenige Sekunden gedrückt halten. Durch die hohe Reichweite von bis zu 300 Metern kann auch ein Notruf aus dem Garten oder von der Terrasse abgesetzt werden. Das „Salufon" ist spritzwassergeschützt und kann auch unter der Dusche getragen werden.

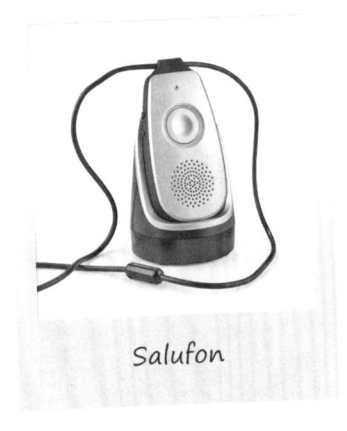

Salufon

Bezugsquelle: Online-Bestellung bei Hersteller

Preis: 229 Euro

Notruf-Uhr

Eine Notruf-Uhr kombiniert die Funktionen von Zeitanzeige und Mobiltelefon. Für den Notfall verfügen diese Uhren über einen Knopf, nach dessen Drücken ein Telefongespräch aufgebaut wird. Die Notfallnummer ist individuell programmierbar. Für das Telefonieren sind in den Uhren Lautsprecher und Mikrofon verbaut. Darüber hinaus können die Uhren durch ein GPS-Signal geortet werden. So erhält die Kontaktperson beim Auslösen des Notrufes eine SMS, mit einem Link zu einer Karte, auf der die Position zum Zeitpunkt des Notrufes markiert ist. Mit dem Kauf der Uhr ist der Notrufservice durch den Abschluss eines Abonnementvertrages verbunden.

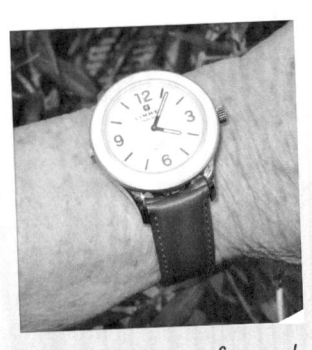

Uhr mit Notruf- und Ortungsfunktion

Bezugsquelle: Hausnotruf-Anbieter

Preis: ab 500 Euro zzgl. Abo-Kosten

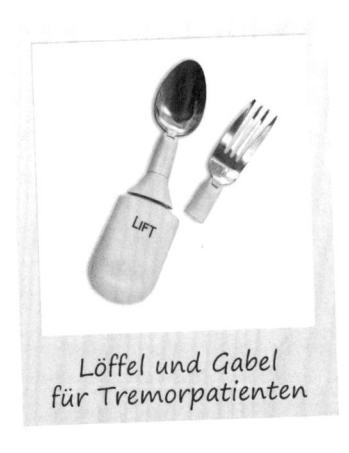

Besteck für Tremorpatienten

Der „Liftware Stabilizer" ist ein einzigartiges Werkzeug: Es gleicht das Zittern der Hände beim Essen mit Besteck durch gezielte Gegenbewegungen aus, die von sensorgestützten Minimotoren erzeugt werden. Dadurch wird der Besteckaufsatz in einer relativ stabilen Position gehalten, was die Nahrungsaufnahme für Tremorpatienten erleichtert. Das Gerät ist mit Gabel- und Löffelkopf erhältlich. Allerdings muss es durch Kunden in den USA über die Internetseite des Herstellers bestellt werden.

Löffel und Gabel für Tremorpatienten

Bezugsquelle: Online-Bestellung bei Hersteller
Preis: ca. 200 € zzgl. Versand und Zollgebühren

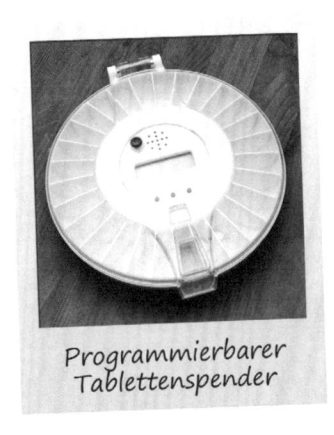

Programmierbare Tablettenspender

Mithilfe eines programmierbaren Tablettenspenders können Medikamenteneinnahmen langfristig vorbereitet und zum richtigen Zeitpunkt durchgeführt werden. Das Gerät wirkt als Erinnerungshilfe und hilft Fehlmedikamentationen zu verhindern. Herzstück des Gerätes ist ein Karussell mit bis zu 28 Kammern (vier Dosen an sieben Tagen), in welche – in chronologischer Reihenfolge der Einnahme – jeweils eine Medikamentendosis eingelegt wird. Das Karussell wird nach dem Bestücken durch einen Deckel verschlossen, der nur über eine Öffnung verfügt. Die Zeiten für die Medikamenteneinnahme werden über ein Digital-Display programmiert. Nacheinander werden die gefüllten Kammern zur richtigen Zeit an die Öffnung geführt. Optische und akustische Signale erinnern dann an die Einnahme.

Die Tablettenspender werden in der Regel mit Batterien betrieben, manche verfügen über ein Netzteil. Modelle der gehobenen Preisklasse sind darüber hinaus mit einem Mobilfunkmodul ausgestattet und informieren Vertrauenspersonen per SMS über erfolgte oder „übersprungene" Medikamenteneinnahmen.

Programmierbarer Tablettenspender

Bezugsquelle: Elektrofachhandel
Preis: ab 80 Euro

Aktivitäts- und Fitnessarmbänder

Für das Monitoring wichtiger Körper- und Vitalfunktionen können Aktivitäts- und Fitnessarmbänder verwendet werden. Die Geräte werden wie eine Uhr am Handgelenk getragen und zeichnen beispielsweise Herzfrequenz, Kalorienverbrauch oder gegangene Schritte an. Die gemessenen Daten werden per Bluetooth auf Smartphones oder Computer übertragen, dort gespeichert und in Form von Diagrammen grafisch aufbereitet.

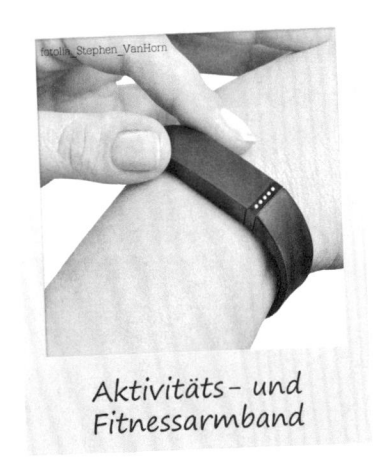

Aktivitäts- und Fitnessarmband

Mit Hilfe der Armbänder kann der Gesundheitszustand ohne zusätzlichen Zeitaufwand kontrolliert und verbessert werden. Die Verfügbarkeit der Daten wirkt motivierend, um z.B. Tagesziele bei Kalorienverbrauch oder Bewegung zu erreichen. Damit können auch ärztliche Behandlungen unterstützt werden.

Bezugsquelle: Elektrofachmärkte, Versandhandel

Preis: ab 40 Euro

Anhang

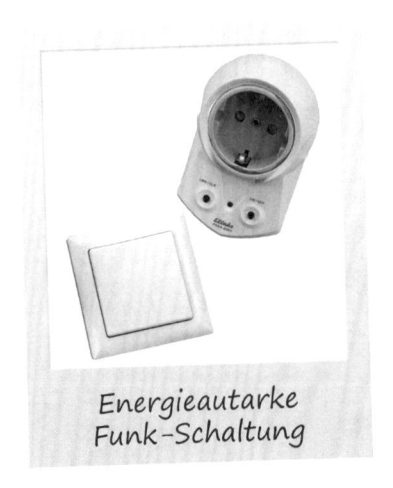

Energieautarke Funk-Schaltungen

Im Fall von körperlichen Beeinträchtigungen können z.B. Lichtschalter unerreichbar werden. Durch Funksteuerungen mit Sender (Schalter) und Empfänger müssen keine neuen Kabel verlegt werden und es können sehr einfach Schalter an neuen Orten angebracht werden. Die Schalter funktionieren wie ein Fahrrad-Dynamo: Durch Bewegung – in diesem Fall durch Drücken des Schalters – wird Strom erzeugt, um einen Funkimpuls zu senden, der über den Empfänger den Verbraucher, z.B. eine Lampe, schaltet.

Energieautarke Funk-Schaltung

Diese Schalter können sogar in der Hosentasche durch die Wohnung getragen werden.

Bezugsquelle: Elektrofachhandel
Preis: ab 100 Euro

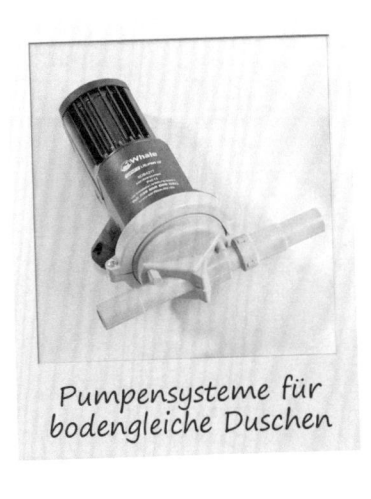

Pumpe für bodengleiche Duschen

Oft ist der Austausch der Badewanne gegen eine bodengleiche Dusche für die Herstellung altersgerechter Wohnverhältnisse notwendig, um die autonome Lebensführung zu sichern. In vielen Wohnungen ab dem ersten Obergeschoss ist es aufgrund der mangelnden Aufbauhöhe teilweise gar nicht möglich, eine Bodengleichheit herzustellen. Geräuscharme Membran-Pumpensysteme lösen das Problem – das Wasser fließt nicht ab, es wird angesaugt und abgepumpt. Ihre Steuersignale erhält die Pumpe über Durchflusssensoren in der Kalt- und Warmwasserleitung zur Dusche. Mit diesen Pumpen lässt sich in allen Geschossen und Aufbauhöhen eine Bodengleichheit realisieren.

Pumpensysteme für bodengleiche Duschen

Bezugsquelle: Sanitärfachgeschäfte, Online-Fachversand
Preis: Gesamtsystem mit Pumpe, Sensoren, Steuerung ca. 1.000 Euro

Herdüberwachung/Herdabschaltung

Geräte zur Herdüberwachung bestehen aus zwei Komponenten: einem Sensor und einem Schalter, der nachträglich in die Starkstromleitung zum Herd eingebaut wird. Registrieren die Sensoren eine Gefährdung, wird dies zunächst durch einen durchdringenden Alarmton signalisiert. Erfolgt daraufhin kein manuelles Abschalten des Herdes, unterbricht das System die Stromzufuhr zum Elektroherd. Durch die Herdabschaltung wird die Stromzufuhr so lange unterbrochen, bis der Herd manuell abgeschaltet wird. Er kann anschließend wie gewohnt wieder in Betrieb genommen werden. Die Installation muss von einer Fachfirma ausgeführt werden, bedarf aber keines großen Aufwandes.

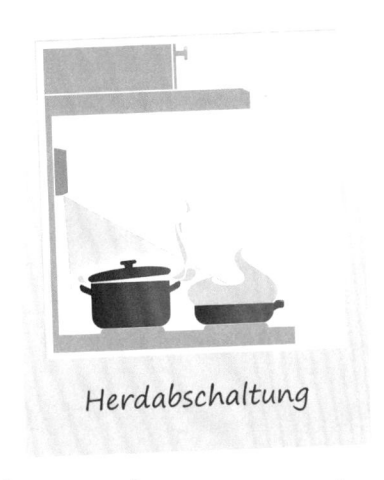

Bezugsquelle: Elektrofachhandel
Preis: ab 270 Euro ohne Montagekosten

Hotelkartenschalter

Hotelkartenschalter kennt jeder aus dem Urlaub: Beim Betreten des Zimmers wird eine Plastikkarte in einen Schlitz geschoben, wodurch die Stromkreise im Hotelzimmer aktiviert werden. Der Hotelkartenschalter kann auch zu Hause durch einen Fachbetrieb in die Stromkreise eingesetzt werden, an die jene Haushaltsgeräte angeschlossen sind, von denen eine erhöhte Brandgefahr ausgeht. Diese Gegenstände können dann nur noch genutzt werden, wenn eine Plastikkarte im Schalter steckt. Wird vor dem Verlassen der Wohnung die Karte entfernt, ist die Stromversorgung zu den ausgewählten Gerätschaften unterbrochen. Haushaltsgeräte, die nicht mit dem Hotelkartenschalter verbunden sind, z.B. Kühlschrank, Radio oder TV, können weiterhin wie gewohnt genutzt werden.

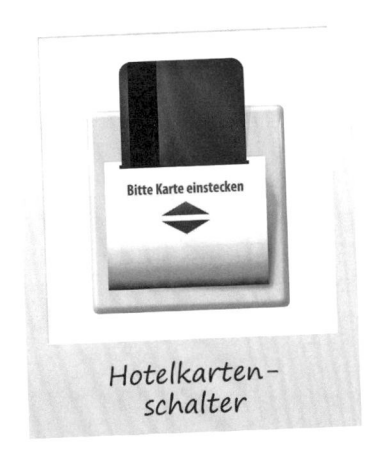

Bezugsquelle: Elektrofachhandel, Elektrofachfirmen
Preis: ab 80 Euro, ohne Montagekosten

Anhang

Smart Home Kameraüberwachung

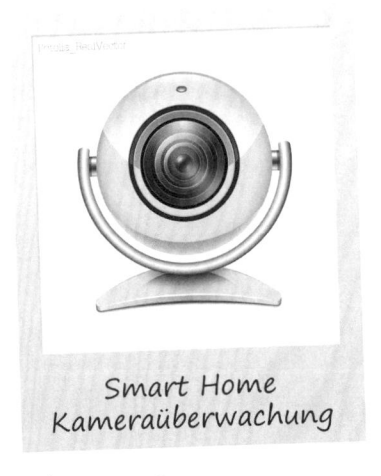

Aktivitätsmonitoring mit Smart Home-Kamera

Über das Internet und eine App können Live-Bilder einer mit dem Haus-Internetanschluss verbundenen Kamera auf Smartphones, Tablets oder Computer übertragen werden. So können z.B. pflegende Angehörige bei Bedarf in der Wohnung der umsorgten Person nach dem Rechten sehen. Die Kameras verfügen in der Regel auch über eine Nachtsichtfunktion. Die Nutzung dieses kamerabasierten Monitorings muss mit der pflegebedürftigen Person im Vorfeld abgestimmt werden.

Bezugsquelle: Elektrofachmärkte, Versandhandel
Preis: ab 80 Euro

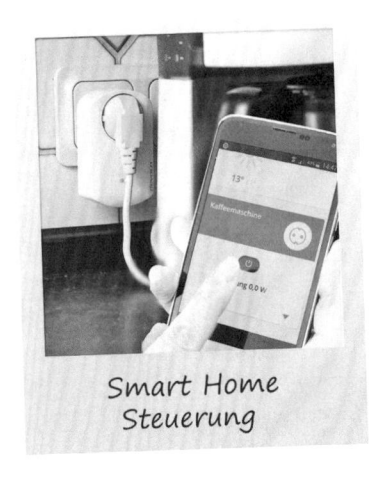

Smart Home Steuerung

Smart Home-Systeme

Smart Home-Systeme bieten Komfort und auch für die Angehörigen-Pflege einige Vorteile. So können Abläufe in der Wohnung einer älteren Person automatisiert und Sicherheitsstandards ortsunabhängig von „Kümmerern" überwacht werden. Ein Plus an Sicherheit ermöglichen z.B. Steckdosen, die über Smartphones angesteuert und geschaltet werden können. Türmagnete und Bewegungsmelder informieren über das Verlassen oder das Eindringen in die Wohnung. Smart Home-Systeme sind modular aufgebaut: Es gibt ein Start-Set, das beliebig um gewünschte Komponenten erweitert werden kann. Voraussetzung für den Betrieb sind Internetanschluss und ein drahtloses lokales Netzwerk (WLAN). Für die Installation ist ein Verlegen von Kabeln nicht notwendig.

Bezugsquelle: Elektrofachmärkte, Versandhandel
Preis: Start-Set ab 150 Euro

Sensorbasierte Komfort- und Assistenzsysteme

Diese Assistenzsysteme sind typische AAL-Produkte. Sensoren, die in der Wohnung verbaut sind und über Funk mit einer Hauszentrale verbunden werden, erkennen Gefahrensituationen und lösen Alarmketten aus. Die von den Sensoren gemessenen Zustände werden permanent mit dem normalen Alltagsablauf verglichen. Bei Abweichungen werden Vertrauenspersonen oder – wie beim klassischen Hausnotruf – Notrufzentralen informiert und können im Bedarfsfall Hilfemaßnahmen in Gang setzen. Ein Internetanschluss ist notwendig, der bei manchen Systemen aber über Mobilfunk bereits in der Hauszentrale integriert ist.

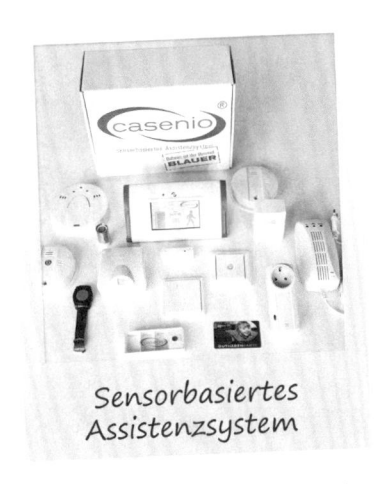

Sensorbasiertes Assistenzsystem

Bezugsquelle: Online-Bestellung bei Herstellern, Versandhandel
Preis: ab 250 € zzgl. monatlicher Kosten

Vereinfachte Bedienoberflächen für Tablets und Smartphones

Es gibt Softwarelösungen, welche die Bedienung von Tablets und Smartphones dadurch vereinfachen, dass sie auf dem Bildschirm/Display für Übersichtlichkeit sorgen. Dafür werden die Symbole der gebräuchlichsten Anwendungen vergrößert und geordnet – oft als Kachel – dargestellt. Die Einstellungen lassen sich flexibel anpassen und jederzeit verändern. Einige Anbieter kombinieren diese Dienstleistung mit einem Cloud-Service. Dann können Familienmitglieder über personalisierte Portale per Fernwartung jederzeit auf das Gerät des Seniors/der Seniorin zugreifen und bei Schwierigkeiten helfen. Smartphones und Tablets jüngerer Generationen bieten einen „vereinfachten Modus" bereits herstellerseitig an.

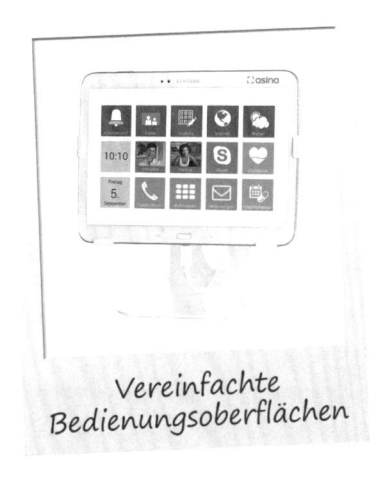

Vereinfachte Bedienungsoberflächen

Bezugsquelle: App-Stores
Preis: 0 – 200 Euro, teilweise zzgl. laufender Servicepauschalen

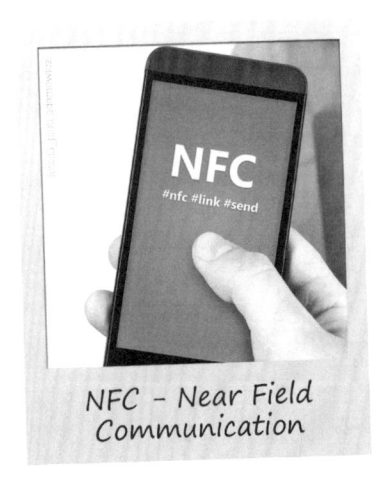

NFC – Near Field Communication

Near Field Communication, kurz NFC, ist ein Übertragungsstandard zum drahtlosen Austausch von Daten über sehr kurze Distanzen. Inzwischen sind viele Smartphones ab Werk mit der Technologie ausgestattet (iPhones allerdings nur eingeschränkt). Um NFC nutzen zu können, müssen zwei Voraussetzungen erfüllt sein: erstens muss der Nutzer in den Einstellungen des Smartphones NFC aktivieren. Zweitens werden NFC-Chips benötigt, auf denen der Befehl zum Ausführen von Programmen gespeichert ist.

Wird das Smartphone dann dicht vor den NFC-Chip gehalten, wird ebenjene Anwendung aktiviert. Apps, mit denen NFC-Chips programmiert werden können, können aus dem App-Store kostenfrei auf das Smartphone heruntergeladen werden. Man muss jedenfalls kein Computerfachmann sein, um die Programmierungen auszuführen.

Mit NFC lassen sich viele nützliche Dinge erledigen. So können ältere Personen, die ein Smartphone allein nicht bedienen können, deren Möglichkeiten trotzdem nutzen, wenn sie das Gerät auf einen NFC-Chip legen, in dem das Ausführen von Anwendungen vorher eingespeichert wurde. So können z.B. Anrufe bei konkreten Kontakten, das Einschalten des Freisprechmodus, der Aufruf einer Website oder die Weckfunktion automatisch gestartet werden. Da es NFC-Chips auch als Aufkleber gibt, ist eine feste Positionierung in der Wohnung kein Problem. So kann man das Starten von Funktionen im Smartphone mit der räumlichen Orientierung verbinden, z.B.: Immer, wenn das Smartphone auf dem Nachttisch liegt, wird der Wecker aktiviert.

Bezugsquelle: App-Store, Versandhandel

Preis: NFC-Chip ca. 1 Euro, Apps teilweise kostenfrei

Roboter

Roboter können heute schon zahlreiche Aufgaben im Haushalt oder bei der Kommunikation übernehmen. Sie reinigen die Zimmer oder mähen den Rasen. Andere Geräte, wie der Telepräsenz-Roboter, können per Internetsteuerung via Smartphone oder Computer von einem entfernten Standort aus durch die Wohnung einer pflegebedürftigen Person gefahren werden, um nach dem Rechten zu sehen, und bieten auch die Möglichkeit, per Video-Chat die Kommunikation aufrechtzuerhalten.

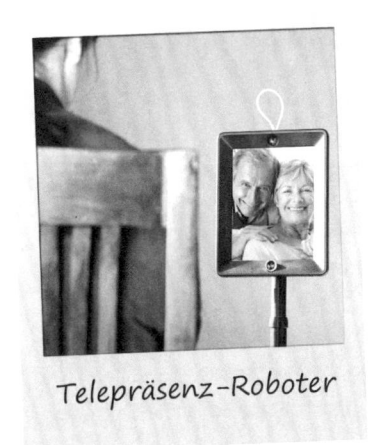

Telepräsenz-Roboter

Für die Senioren-Technikberatung lohnt sich die Anschaffung eines Roboters auch wegen des enormen PR-Effektes und der Magnetwirkung auf das Publikum bei Messen und Ausstellungen.

Bezugsquelle: Internet-Versandhandel

Preis: Je nach Funktionsumfang ca. 100 – 3.000 Euro

Die Autor/innen

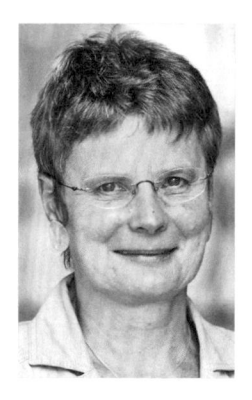

Prof. Dr. phil. Birgit Apfelbaum lehrt und forscht seit 2006 auf einer Professur für Kommunikations- und Sozialwissenschaften am Fachbereich Verwaltungswissenschaften der Hochschule Harz, u.a. zur Kommunikation im Öffentlichen Sektor. Im Rahmen von Wissenschafts-Praxis-Kooperationen baute sie seit 2011 den Forschungsschwerpunkt „Demografischer Wandel als Impuls für Soziale Innovation im Kommunalen Raum" auf. Im Zentrum verschiedener empirisch-partizipativ orientierter Vorhaben standen u.a. die Rolle der Wohnungswirtschaft als Netzwerkakteur der kommunalen Demografiestrategie (2011–2013), die Begleitung und Evaluation eines Bürgerbeteiligungsverfahrens im Rahmen der Stadtentwicklung (2013–2014), ein Kommunikations- und Vernetzungskonzept für die Kommunalen Beratungsstellen „Besser Leben im Alter durch Technik" in Sachsen-Anhalt (2014–2015) und ein lebenslagenorientiertes Entwicklungs- und Bedarfs-Konzept zur Vereinbarkeit von Beruf und Angehörigenpflege in der Kommunalverwaltung (2015). Weitere Informationen unter www.hs-harz.de/bapfelbaum; Kontakt: bapfelbaum@hs-harz.de.

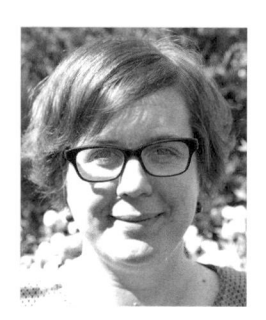

Nina Efker, Dipl.-Sozialwissenschaftlerin, baut als Projektkoordinatorin seit Januar 2014 die strategische Senioren-Technikberatung der Stadt Solingen auf. Neben individueller Beratung und kollegialem Zusammenspiel mit der kommunalen Wohn-, Pflege- und Demenzberatung wurden generationenübergreifende Bildungsangebote geschaffen, um Senior/innen im Sinne der sozialen Teilhabe einen individuellen Zugang zu neuen Medien zu ermöglichen. In Solingen konzeptionierte sie spezielle Fortbildungsangebote für professionelle (pflegeergänzende) Dienstleister zum Thema „technische Assistenz" und baute das Netzwerk „Initiative Zuhause leben" – ein multidisziplinärer Zusammenschluss von Akteuren – auf. Nina Efker hat eine Gruppe von ehrenamtlichen Senioren-Technikberater/innen ausgebildet und gestaltet mit ihnen gemeinsam die Öffentlichkeitsarbeit der Senioren-Technikberatung.

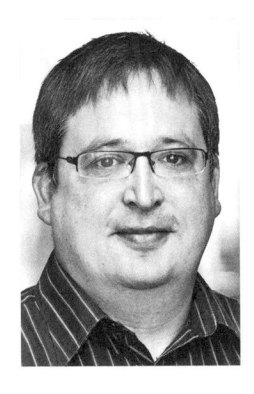

Thomas Schatz, M.A., arbeitet seit 2013 als wissenschaftlicher Mitarbeiter am Fachbereich Verwaltungswissenschaften der Hochschule Harz. In verschiedenen Forschungsprojekten zum altersgerechten Wohnen, zur Technikakzeptanz von Senior/innen und zur Entwicklung kommunaler Konzepte für die Vereinbarkeit von Beruf und Pflege beschäftigte er sich von 2013 bis 2015 aus politik- und sozialwissenschaftlicher Perspektive mit dem Themenfeld Alter und Technik. In den Jahren 2014 und 2015 sammelte er als Leiter der „Kommunalen Beratungsstelle – Besser leben im Alter durch Technik" der Stadt Wanzleben-Börde außerdem praktische Erfahrungen in der Beratung älterer Menschen und pflegender Angehöriger und gestaltete als Pionier der Senioren-Technikberatung in Sachsen-Anhalt den Aufbau von Netzwerkstrukturen auf kommunaler Ebene.

Nina Efker und Thomas Schatz bieten bundesweit Vorträge zum Thema „Kleine Technik, große Hilfe" an. Kontakt: nina.efker@mindpole.de und tschatz@hs-harz.de.

IfDP INSTITUT FÜR DIENSTLEISTUNGS- UND PROZESSMANAGEMENT GMBH
EIN AN-INSTITUT DER HOCHSCHULE HARZ

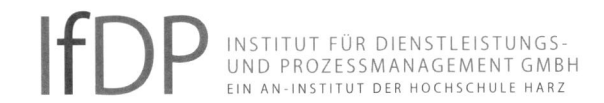

Effizienz aufbauen – An-Institut der Hochschule Harz IfDP berät zu betrieblichen Prozessen

Es sind Probleme, die jeden Betrieb treffen können: Aufgaben werden falsch oder doppelt ausgeführt, Mitarbeiter stehen nicht für ihre Arbeit ein oder es gibt immer wieder Beschwerden von Kunden. Die Ursachen liegen oft in betrieblichen Abläufen begründet, die nicht auf die Unternehmensziele abgestimmt sind. Schnelle Lösungen bringen in der Regel wenig.

„Viele ambulante Pflegedienste und Pflegeheime, Krankenhäuser sowie Dienstleister im Gesundheitssektor kämpfen momentan mit diesen Problemen", sagt Steffen Rogge, „denn sie sind in den vergangenen Jahren stark gewachsen, oftmals ohne ihre Abläufe anzupassen."

Der Geschäftsführende Gesellschafter des An-Instituts für Dienstleistungs- und Prozessmanagement (IfDP) der Hochschule Harz berät Unternehmen verschiedener Branchen zu dem Thema und informiert Branchenverbände in Vorträgen über Lösungen aus der Betriebswirtschaftslehre.

Um Arbeitsabläufe, Personalplanung und Unternehmensziele in den Griff zu bekommen, setzt das IfDP auf ein systematisches Vorgehen in enger Zusammenarbeit mit dem Unternehmen. Die Schritte: gemeinsame Ziele festlegen, Aufnahme und Dokumentation der Arbeitsabläufe, Analyse der Prozessstrukturen, neue Prozessgestaltung und – wenn gewünscht – Mitarbeiterschulungen. Je nach Struktur und Marktposition des Unternehmens, erstellt das IfDP einen individuellen Plan zur Umsetzung.

Einen Rat gibt Steffen Rogge aus seinen bisherigen Erfahrungen jedem Unternehmer vorab mit auf den Weg: „Viele versuchen zunächst etwas zu verbessern, indem sie einen neuen Mitarbeiter einstellen. Doch dieser kann wenig ausrichten, solange Aufgaben und Prozesse durch die Führung nicht neu strukturiert wurden."

Mehr über die Arbeit des IfDP erfahren Sie unter www.ifdp-online.de.

Steffen Rogge, Dipl. Kfm.

Geschäftsführender Gesellschafter
Institut für Dienstleistungs- und Prozessmanagement IfDP GmbH
Ein An-Institut der Hochschule Harz
Friedrichstraße 57-59
38855 Wernigerode
Mobil: 0171 8926294
Tel.: 03943 659 867
E-Mail: steffen.rogge@ifdp-online.de

WISSEN FÜR DIE WIRTSCHAFT

Aus unserem Verlagsprogramm

Netzwerkarbeit und Selbstorganisation im demografischen Wandel

Eine praxisorientierte Arbeitshilfe

Von Jutta M. Bott
2014, 70 Seiten, 12,80 €, für Mitglieder des Deutschen Vereins 9,80 €
ISBN 978-3-7841-2521-3

Der demografische Wandel erfordert neue Formen der Unterstützung und Versorgung von Menschen im (hohen) Alter. Diese Arbeitshilfe stellt Konzepte sozialraumorientierter Unterstützung von Selbstsorge, Selbstorganisation und Vernetzung vor. Methodische Hinweise und Praxisbeispiele erleichtern die Umsetzung.

Inhalt:

- Herausforderungen des demografischen Wandels
- Freiwilliges Engagement, Netzwerke und frei gewählte Gemeinschaften zur Unterstützung älterer Menschen
- Die Bedeutung von Nachbarschaften für ältere Menschen in Stadt und Land
- Die Rolle von Netzwerker/innen, Moderator/innen, Kümmerern
- Projekte mit älteren Menschen und für sie
- Einflussfaktoren des Gelingens oder Nicht-Gelingens
- Literatur und digitale Ressourcen

Bestellungen bei:
Lambertus-Verlag GmbH, Postfach 1026, 79010 Freiburg,
Tel. (07 61) 36825-0, Fax (0761) 368 25-33, E-Mail: info@lambertus.de
Oder versandkostenfrei im Online-Buchshop:
www.verlag.deutscher-verein.de

Deutscher Verein
für öffentliche und private Fürsorge e.V.
Michaelkirchstraße 17/18, 10179 Berlin
www.deutscher-verein.de

Aus unserem Verlagsprogramm

Handbuch innovative Kommunalpolitik für ältere Menschen

Herausgegeben von Christine Bischof und Barbara Weigl

2010, 400 Seiten, kart., 25,90 €, für Mitglieder des Deutschen Vereins 19,80 €

ISBN 978-3-7841-2010-2

Neue kommunale Strategien für ältere Menschen

Der demografische Wandel findet in den Kommunen statt. Um den Anforderungen gerecht werden zu können, müssen Kommunen die Perspektive auf das Alter(n) wechseln und die Potenziale und Partizipationswünsche ihrer älteren Bürger/innen nutzen. Dabei spielen sozialräumliche, quartiersbezogene und zielgruppenspezifische Strategien eine bedeutende Rolle.

Das Handbuch bietet fundierte Einführungen in aktuelle politische Konzepte und stellt 46 innovative Praxisbeispiele aus sechs zentralen Handlungsfeldern vor:

- Kommunale Alten- und Sozialplanung
- Zivilgesellschaft, Bürgerbeteiligung, Engagementförderung
- Wohnen, Wohnumfeld, Mobilität
- Pflege und Beratung
- Kommunale Gesundheitsförderung, Prävention, Sport
- Bildung, Kultur, Freizeit

Die Beiträge geben Orientierungshilfen und vielfältige Anregungen für alle Akteure in den Kommunen, die sich für eine neue und nachhaltige Politik für ältere Menschen engagieren!

Bestellungen bei:
Lambertus-Verlag GmbH, Postfach 1026, 79010 Freiburg,
Tel. (07 61) 36825-0, Fax (0761) 368 25-33, E-Mail: info@lambertus.de

Oder versandkostenfrei im Online-Buchshop:
www.verlag.deutscher-verein.de

Deutscher Verein
für öffentliche und private Fürsorge e.V.
Michaelkirchstraße 17/18, 10179 Berlin
www.deutscher-verein.de

Aus unserem Verlagsprogramm

Alternde Gesellschaft – eine Bedrohung?

Ein Gegenentwurf von Andreas Kruse

Herausgegeben vom Deutschen Verein für öffentliche und private Fürsorge e.V. und Lambertus-Verlag.
2013; 56 Seiten; 7,50 €,
für Mitglieder des Deutschen Vereins 6,50 €
ISBN: 978-3-7841-2406-3

Die Prognosen über die Bevölkerungsentwicklung mit einem zunehmenden Anteil alter Menschen werden oft als Bedrohung dargestellt. Andreas Kruse stellt diesem „Belastungsszenario" die These entgegen, dass die Potenziale des Alters unterschätzt und vernachlässigt werden – insbesondere im Hinblick auf Arbeitswelt und Zivilgesellschaft. Basierend auf aktuellen Forschungsergebnissen entwickelt der Autor Kriterien einer alters- und pflegefreundlichen Kultur, die diese Potenziale fördert und die gesellschaftliche Teilhabe selbst in Grenzsituationen wie Demenzerkrankungen sichert.

Der Autor:

Dipl. Psych. Andreas Kruse ist Direktor des Instituts für Gerontologie der Ruprecht-Karls-Universität Heidelberg. Er ist Vorsitzender der Altenberichtskommission und Mitglied der Familienberichtskommission der Bundesregierung.

Bestellungen bei:
Lambertus-Verlag GmbH, Postfach 1026, 79010 Freiburg,
Tel. (07 61) 36825-0, Fax (0761) 368 25-33, E-Mail: info@lambertus.de
Oder versandkostenfrei im Online-Buchshop:
www.verlag.deutscher-verein.de

Deutscher Verein
für öffentliche und private Fürsorge e.V.
Michaelkirchstraße 17/18, 10179 Berlin
www.deutscher-verein.de

Aus unserem Verlagsprogramm

Was brauchen Menschen mit Demenz?

ARCHIV für Wissenschaft und Praxis der sozialen Arbeit 1/2015

96 Seiten; 14,50 Euro, für Mitglieder des Deutschen Vereins 10,70 Euro.
ISBN: 978-3-7841-2739-2

Seit einigen Jahren ist die gesellschaftliche Bedeutung von Demenz in den Medien präsent, Leistungen für Demenzkranke wurden in der Pflegeversicherung verankert und das Hilfesystem fand einen immensen Ausbau. Dennoch fühlen sich viele Betroffene und ihre Angehörigen überfordert und in ihrer Lage alleingelassen.

Dieses Themenheft fragt nach den Bedürfnissen und Bedarfen der Betroffenen und nach Lösungen auf der Ebene des Rechts, der Pflege und im Sozialraum. Neue Forschungsergebnisse und innovative Projekte aus der Praxis zeigen dafür wertvolle, zuweilen überraschende Ansätze.

Bestellungen bei:
Lambertus-Verlag GmbH, Postfach 1026, 79010 Freiburg,
Tel. (07 61) 36825-0, Fax (0761) 368 25-33, E-Mail: info@lambertus.de
Oder versandkostenfrei im Online-Buchshop:
www.verlag.deutscher-verein.de

Deutscher Verein
für öffentliche und private Fürsorge e.V.
Michaelkirchstraße 17/18, 10179 Berlin
www.deutscher-verein.de

Jetzt Mitglied werden

Deutscher Verein für öffentliche und private Fürsorge e.V.

Wir bieten für alle, die in der Sozialpolitik, im Sozialrecht und in der sozialen Arbeit tätig sind, ein gemeinsames Forum. Werden Sie Teil einer starken Gemeinschaft!

Ihre Vorteile

- ✓ Netzwerk ausbauen und Kontakte zu relevanten Akteuren knüpfen
- ✓ Impulse geben für Positionen und Empfehlungen des Deutschen Vereins
- ✓ Fachzeitschrift „Nachrichtendienst NDV" kostenlos beziehen
- ✓ 25 % der Teilnahmegebühren bei Fachveranstaltungen sparen
- ✓ Zugriff auf digitale Services im Mitgliederportal
- ✓ Sozialrechtsgutachten von allg. Interesse i.d.R. kostenfrei erhalten

Wir informieren Sie gern ausführlich

Johannes Assmann, Mitgliederwesen: 030 62980-620, assmann@deutscher-verein.de | www.deutscher-verein.de